急速展開する
僧帽弁閉鎖不全症治療の
カッティングエッジ

著 **金子英弘**
Heart Center Brandenburg

MitraClipと新たなカテーテル治療が切り開く未来像

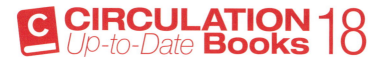

推薦の言葉

循環器治療の最先端と未来像を考えるうえで最良の一冊

　弁膜症や心不全に対する低侵襲カテーテル治療は，循環器治療において，今もっとも注目される領域である．構造的心疾患に対するカテーテル治療，Structural Heart Disease interventionと呼ばれるこれらの領域では，大動脈弁狭窄症に対するカテーテル治療であるTAVIが2013年10月に日本でもすでに導入され，日常臨床で力を発揮している．

　そしてTAVIに引き続いて，日本への導入が大いに期待されている治療が，本書のテーマである僧帽弁閉鎖不全症に対するカテーテル治療である．この領域においては現在，非常に多くのデバイスが開発中である．そのなかでカテーテルを用いて誘導したクリップによって僧帽弁の前尖・後尖を縫合するMitraClipはこの領域のリーディングデバイスであり，すでに欧米でも多くの症例で用いられている．

　筆者の金子英弘先生は2014年から渡独し，現地で医師免許を取得し実際にMitraClipの治療に数多く携わる貴重な経験を重ねてきた．Structural Heart Disease interventionの分野においては，新規治療デバイスの導入，そして治療の質・量ともにドイツが世界の先頭を走っている．本書において筆者は弁膜症の病態，治療における問題点，そしてこれまでのエビデンスと合わせて，ドイツで培った経験と実臨床に基づいて，この領域の現状を余すところなく詳細にかつ非常にわかりやすくまとめている．

　MitraClipはすでに日本国内での治験を完了し，導入も近づいている．国立循環器病研究センターは国内治験施設として日本で一例目を行い，われわれもその劇的な治療効果を実感し，今後の日本の臨床現場で大いに力を発揮する画期的な治療であると確信している．

筆者も述べているように Structural Heart Disease intervention の分野においては MitraClip を筆頭に弁膜症，あるいは心不全への治療デバイスが次々と開発され，臨床への応用が模索されている．わが国は世界に類を見ない超高齢社会を迎え，治療が困難な弁膜症や心不全の症例が急増している．このような状況でカテーテルを用いた低侵襲治療への期待はますます高まっている．筆者が日本人医師としての視点からドイツの循環器医療の最前線を考察した本書は，循環器治療の最先端と未来像を考えるうえで最良の一冊である．

2017 年 2 月

国立循環器病研究センター 理事長
小川久雄

はじめに

　心臓カテーテル治療は，進歩の著しい医学のなかでも近年もっとも目覚ましい成長を遂げた分野の一つです．そして心臓カテーテル治療の歴史を振り返る際に，ドイツはこの分野の発展に極めて大きく貢献しています．
　ドイツ・ベルリン出身の医師である Werner Forssmann は，1929年に世界で初めて心臓にカテーテルを通し，この業績により1956年度のノーベル生理学・医学賞を受賞しました．1977年には同じくドイツ人医師である Andreas Grüntzig が世界初の冠動脈形成術（バルーン拡張術）を行いました．その後，冠動脈疾患に対するカテーテル治療は大きく発展を遂げ，デバイス開発という点でも金属ステント，薬剤溶出性ステント，そして生体吸収性スキャフォールドの開発へとつながっています．さらにカテーテル治療は冠動脈疾患だけでなく，近年では，末梢血管・大血管の治療，そしてカテーテルアブレーションとして不整脈の分野にもその適応を拡大しています．
　Grüntzig が世界で初めて冠動脈形成術を行ってから40年，現在のドイツではカテーテル治療の新たな潮流として弁膜症に対する治療が活発に行われています．弁膜症などいわゆる構造的心疾患に対するカテーテル治療は Structural Heart Disease intervention と呼ばれていますが，この分野の治療もドイツは世界でもっとも浸透率が高く，本書のテーマである MitraClip（アボット バスキュラー社），TAVI，そして今後導入が予想される左心耳閉鎖デバイスなど非常にたくさんの治療が行われています．
　僧帽弁閉鎖不全症の治療デバイス MitraClip は，2008年にヨーロッパで CE マークを取得して以降，急速に普及し全世界ですでに4万例以上の症例が蓄積されています．そのなかでもドイツではヨーロッパ全体の症例数の約7割が行われており，世界最大の症例数を誇っています．
　そしてドイツ，ヨーロッパから遅れること約10年，いよいよ日本に

もMitraClipの導入が目前に迫っています．本書で述べていくようにMitraClipは僧帽弁閉鎖不全症に対する治療としてだけではなく心不全の治療デバイスとしても注目を集めています．世界に類を見ない超高齢社会となったわが国において弁膜症や心不全の患者数は増加の一途をたどっており，MitraClipのようなカテーテルを用いた低侵襲治療の需要は大きく，今後もますますその重要性は高まります．幸いにも私は2014年4月からStructural Heart Disease interventionの分野で世界の先頭を走るドイツに渡り，実臨床の現場で，これらの治療を経験し深く学ぶ機会に恵まれました．

弁膜症，そして心不全へのカテーテル治療はまだまだ発展途上で決して完成したとは言えません．だからこそ，この成長著しい分野についてもっとも積極的に取り組んでいるドイツでの経験を本書にまとめることで，この可能性に満ちた治療の息吹をぜひ，読者の皆さまに感じていただきたいと思いました．読者の皆さまにとって本書がこれからの循環器医療を考えるうえでの一助になれば幸いです．

本書の刊行にあたっては，たくさんの方々にたいへんお世話になりました．全員のお名前を挙げることはできませんが，なかでも，本書に推薦のお言葉を頂戴した，国立循環器病研究センター理事長・小川久雄先生，虎の門病院顧問・山口徹先生，そして貴重な留学のサポートをいただいた日本学術振興会の皆さまには，この場をお借りして厚く御礼申し上げます．

2017年2月

Heart Center Brandenburg
金子英弘

急速展開する僧帽弁閉鎖不全症治療のカッティングエッジ

MitraClipと新たなカテーテル治療が切り開く未来像

Contents

推薦の言葉 ………………………………………………………………… 2
はじめに …………………………………………………………………… 4

第1章 今なぜ, MRか？ ……………………………………………… 9

急増するMR －地球上で最も多い弁膜症－ ………………………… 10
僧帽弁だけじゃない！僧帽弁複合体 ………………………………… 12
MRの分類 －Carpentier分類－ ……………………………………… 13
2つのエチオロジー －器質性MRと機能性MR－ …………………… 14
異なる重症度分類 －器質性MRと機能性MR－ …………………… 17
器質性MR治療ガイドライン …………………………………………… 18
機能性MR治療ガイドライン …………………………………………… 22
重症MRの約半数で外科手術は選択されていない ………………… 24

コラム
地球上で最も多い心臓病 －犬にも多いMR－ ……………………… 11
鎖につながれた弁尖？ ………………………………………………… 15
機能性MR？ 虚血性MR？ …………………………………………… 16

第2章 心不全とMR：心不全治療のアキレス腱 …………………… 29

器質性MR －気づいた時には手遅れなことも！－ ………………… 31
心不全症状の重要性 …………………………………………………… 37

機能性MR －心不全が"原因"のMR－……………………………… 40
機能性MRに対する治療 ……………………………………………… 44
心不全とMRがつくる悪循環サイクル ……………………………… 50
治したいけど治せない！ Unmet medical needs！………………… 51

コラム
重症MRの逆流量はタバスコ1本分 ………………………………… 33
機能性MRはいつ評価すべきか？ …………………………………… 43
心不全はあらゆる心疾患の終末像である …………………………… 51

第3章 MR治療の新たな展開 ……………………… 57

低侵襲カテーテル治療をMRにも …………………………………… 58
TAVIの歴史を振り返る ……………………………………………… 59
外科手術をカテーテルで再現する！ ………………………………… 69
全世界ですでに4万例以上！ MitraClipに注目 …………………… 72
MitraClipのガイドラインにおける位置付け ……………………… 74
MitraClipの構造 ……………………………………………………… 76
MitraClip手技 －豊富な画像で徹底解説！－ ……………………… 83
MitraClipの合併症 …………………………………………………… 117

コラム
Alfieri手術誕生秘話 …………………………………………………… 71
MitraClipの基本操作 ………………………………………………… 80
MitraClip NT ………………………………………………………… 108
クリップの位置調整 …………………………………………………… 109
2クリップが予想される症例での定石 ……………………………… 113
MitraClip後の感染性心内膜炎予防 ………………………………… 116
MitraClipにおけるLearning Curve ……………………………… 117
ドイツ臨床留学について ……………………………………………… 123

第4章 MitraClipの可能性と残された課題

……………………………………………………………………………… 129
はじめに －MitraClipの適応は臨床&解剖の両面から検討する－ ……… 130

MitraClipの治療成績とエビデンス
EVEREST試験と欧州大規模レジストリー ……………………………… 130
MitraClipの解剖学的適応
－EVEREST Criteria, German Consensus, そして…… ─ ………… 139
臨床的適応 －MitraClipにもToo Lateな症例は存在する－ ………… 145
MitraClipの弱点をどう考えるべきか
－残存MR, 術後MR再発, 僧帽弁狭窄症－ …………………………… 171
新規MR治療デバイスへの期待 －弁形成デバイス, 弁置換デバイス－ … 181

コラム
器質性MR vs 機能性MR ………………………………………………… 138
CRTファースト？ MitraClipファースト？ …………………………… 148
MitraClip後のafterload mismatch ……………………………………… 155
MitraClip後のリバースリモデリング …………………………………… 156
エントリーが進まないRESHAPE-HF2試験 …………………………… 164
MitraClip後の再治療は, 外科手術？ もう一度MitraClip？ それとも？ … 179
MitraClipにおける石灰化の意義は？ …………………………………… 182

第5章 今後の可能性：日本にこそ必要なSHD intervention！

…………… 203

MitraClipは本当にMRの治療なのか？ ………………………………… 204
MitraClipはMRを合併した"心不全の治療"と考えるべき ………… 207
心不全パンデミック ………………………………………………………… 213
心不全における弁膜症の重要性
－日本にこそ必要なSHD intervention！－ …………………………… 219
進化するカテーテルインターベンション －次の標的は心不全！－ …… 222
心不全のトータルマネージメントにHeart Teamは必須 ……………… 228
MitraClipは治療オプションの一つにすぎない
大切なのは多様な選択肢をもつこと …………………………………… 231

謝辞・著者略歴 ………………………………………………………………… 235
Index …………………………………………………………………………… 236

謹告

本書を発行するにあたり，発行時点での最新の情報・知見を反映できるよう，注意を払っておりますが，本書のご利用にあたっては，著者，出版社とも一切の責任を負い兼ねますので，読者の皆さまの個人の責任において，その時点での最新の情報を収集していただけますようお願いいたします。

第1章

今なぜ, MRか？

急増するMR
－地球上で最も多い弁膜症－

僧帽弁閉鎖不全症（mitral regurgitation：MR）に注目が集まっています．

弁膜症といえば，以前は溶連菌感染後に起こるリウマチ熱の合併症として発生する僧帽弁狭窄症が主でした．しかし，今日の先進国においては衛生状態の改善によってリウマチ熱が稀になったことで，僧帽弁狭窄症は激減し，一方で高齢化に伴ってMRの患者数が増加しています．

Mayo Clinicからの疫学研究では，70歳を過ぎてから弁膜症の有病率が急増していることが報告されました．特に75歳以上になると一般人口でも8人に1人以上の確率で中等度以上の弁膜症が認められます（ 図1 ）．そして，弁膜症のなかでも大動脈弁疾患以上に僧帽弁疾患の伸びが際立ち，有病率も高くなっていることがわかります[1]．

Framingham試験でも同様で，平均年齢が54歳の一般男性1,696人，女

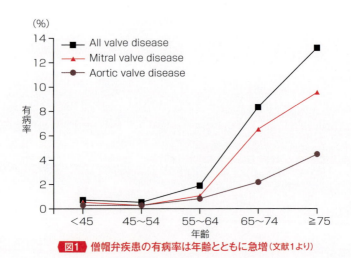

図1 僧帽弁疾患の有病率は年齢とともに急増（文献1より）

	年齢				
	26-39	40-49	50-59	60-69	70-83
None (%)	14.4	13.3	11.3	12.7	9.0
Trace (%)	76.7	72.9	74.6	60.3	51.7
Mild (%)	8.9	13.5	12.5	24.6	28.1
≧Moderate (%)	0.0	0.3	1.6	2.4	11.2

図2 一般人口におけるMRの有病率（男性）（文献2より）

	年齢				
	26-39	40-49	50-59	60-69	70-83
None (%)	14.0	8.6	9.0	7.2	5.6
Trace (%)	76.3	75.0	74.0	66.5	70.8
Mild (%)	9.7	15.5	16.0	24.0	23.6
≧Moderate (%)	0.0	0.9	1.0	2.3	0.0

図3 一般人口におけるMRの有病率（女性）（文献2より）

性1,893人に対して行ったカラードップラー心エコー検査では，軽度以上のMRを男性で19.0%に，女性では19.1%に認めました．そして，図2,3のように，この研究でも年齢の上昇とともにMRの有病率は上昇し，年齢がMR有病率上昇の独立した予測因子であることが示されています[2]．

日本を筆頭に先進国で高齢化がより一層進むなかで，MRは「いま，地球上で最も多い心臓病」といえるかもしれません．

地球上で最も多い心臓病 —犬にも多いMR—

MRの有病率について述べてきましたが，MRは犬においても最も頻度の高い心臓病のようです．その点でもMRはまさに「地球上で最も多い心臓病」なのかもしれません．そして，驚いたことに重症MRでは犬に対しても僧帽弁外科手術（主に弁形成術）が行われ，高い成功率を収めているようです．
(http://vetsheart.com/index.php?%E6%89%8B%E8%A1%93)

僧帽弁だけじゃない！僧帽弁複合体

　MRについて考えるうえで，何よりも重要なのが僧帽弁（複合体）の複雑な解剖を理解することです．図4 に示した通り，僧帽弁の機能は前尖・後尖という2枚の弁尖だけでなく，僧帽弁複合体と呼ばれるように弁尖・弁輪・腱索・乳頭筋による複雑な三次元構造によって支えられています．これらすべてが有機的に機能することで，僧帽弁は初めて正常な働きができるのです．

　そして，僧帽弁複合体のどこに異常が起きてもMRが発生する原因となります．図5 に僧帽弁複合体のそれぞれの部位に異常をきたす原因をまとめました．病態を考えるうえでも，外科手術を含めた治療法を考えるうえでも，僧帽弁複合体のどこに異常があるのかを知ることはとても大切です．

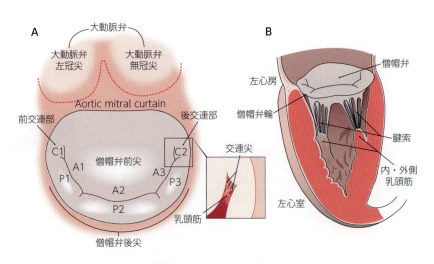

図4　僧帽弁の解剖（文献3より）

```
1. 僧帽弁弁尖の異常
    1) 先天性   2) リウマチ性   3) 感染性心内膜炎   4) 外傷
    5) その他（Marfan症候群, Ehlers-Danlos症候群, カルチノイドなど）
2. 僧帽弁輪の異常
    1) 加齢による石灰化   2) 膿瘍   3) 心拡大に伴う拡張
3. 腱索の異常
    1) 先天異常   2) 断裂
4. 乳頭筋の異常
    1) 先天性   2) 断裂   3) 機能不全
```

図5 僧帽弁閉鎖不全症の原因（文献4より）

MRの分類
－Carpentier分類－

　MRの古典的な分類としてCarpentier分類が有名です（**図6**）．

　Carpentier分類は，僧帽弁複合体全体の機能としての「僧帽弁の動き」に着目して，僧帽弁の動きが正常であるもの（typeⅠ），僧帽弁が過剰に動いているもの（typeⅡ），僧帽弁の動きが制限されているもの（typeⅢ）の3つにMRを分類します．僧帽弁の動きが制限されて生じるtypeⅢのMRについては，左房の拡大や僧帽弁輪拡大によって生じるtypeⅢaと，左室拡大（リモデリング），収縮機能低下，乳頭筋変位によって生じるtypeⅢbに細分化されます．

　日常臨床で出合う機会の多い，僧帽弁逸脱はtypeⅡ，虚血性心筋症や拡張型心筋症の左室リモデリングが顕著な症例はtypeⅢbにそれぞれ分類されます．もちろん，実際の症例では分類の難しい症例や上記の病態が重複して

いる症例もあるため，すべての症例がCarpentier分類で完全に定義できるわけではありませんが，病態を考えるうえで知っておくべき事項です．

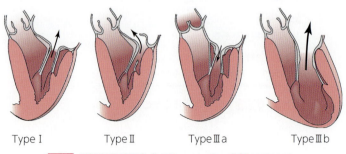

図6 僧帽弁閉鎖不全症のCarpentier分類（文献5より）

2つのエチオロジー
－器質性MRと機能性MR－

　MRにおいて僧帽弁複合体のどこに異常があるのか，あるいはCarpentier分類のいずれに分類されるのかを知ることもとても大切ですが，病態や治療法を考えるうえでは，病因（エチオロジー）に基づいて，「器質性MR」と「機能性MR」の2つに分けることも重要です．

　僧帽弁逸脱や腱索断裂のように僧帽弁とその周囲組織の変性や異常によって生じるMRを器質性MR，一方で左室拡大による腱索の牽引（tethering）や弁接合（coaptation）不全によって発生するものを機能性MRと分類します．器質性MRは弁そのものの異常で起こることから一次性MR（primary MR），機能性MRは左室拡大に引き続いて起こることから二次性MR（secondary MR）と呼ぶ場合もあります．また，機能性MRについては，

虚血性心疾患を背景にした場合には虚血性 MR（16 ページ・Short Column 参照）とも呼ばれます．

鎖につながれた弁尖？

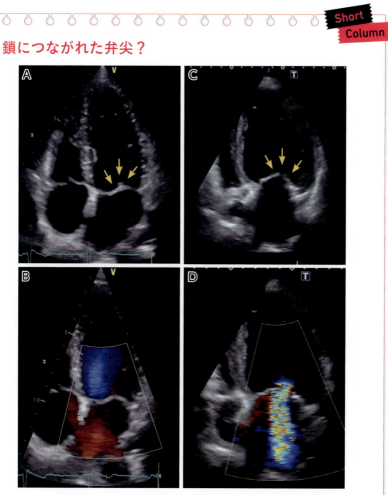

図7 虚血性・機能性僧帽弁逆流例の僧帽弁閉鎖位置異常

健常心では僧帽弁弁尖は僧帽弁輪レベルで閉鎖し（A），MR ジェットも認められない（B）．一方，左室リモデリングが進行した症例では弁尖の閉鎖は心尖部方向に変位し（C），著明な機能性 MR を伴っている（D）．（画像提供：クリーブランドクリニック・神戸市立医療センター中央市民病院 北井豪先生）

機能性 MR の形態学的特徴は弁尖接合（coaptation）が心尖方向に変位することです（図7）[6, 7]．機能性 MR の病態には左室機能低下や左室拡大以外にも，乳頭筋機能不全や僧帽弁弁輪拡大などさまざまな要素が関わります．しかしながら，乳頭筋機能不全には乳頭筋の延長や tethering を緩和し MR を改善する可能性も考えられ，過去には乳頭筋機能低下が機能性 MR を軽減したとする報告もあります[8]．また，弁輪拡大も機能性 MR の病態を助長する要因にはなりますが，弁輪縫縮術を行っても MR の改善が乏しい症例もみられること[9]や，心房細動に伴う弁輪拡大のみでは MR はごく軽度であり，心筋症症例で MR の頻度が高くなること[10]などから，僧帽弁弁輪拡大のみで重度の機能性 MR が生じるリスクは低いと考えられます．やはり，機能性 MR の病態の主因は虚血性心疾患や拡張型心筋症による左室リモデリングです．そして，そのなかでも左室収縮機能低下以上に，左室拡大によって乳頭筋が外側に変位し僧帽弁弁尖を牽引し（tethering），弁の接合を悪化させることが機能性 MR の病態の大きな要因だと考えられています[11]．「tethering」とは元来「鎖や綱で動物をつなぐ」という意味だったようです．まさに外側に変位した乳頭筋につながれて自由に動けなくなった弁尖の様子を的確に表す言葉です．

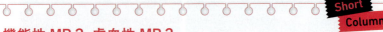

機能性 MR？ 虚血性 MR？

機能性 MR と虚血性 MR はときに混同されて使用されることが多い言葉です．虚血性 MR はその名の通り，虚血性心疾患にみられる MR のことであり，乳頭筋断裂を伴うものと，乳頭筋断裂を伴わないものの 2 種類に分けられます．乳頭筋断裂を伴わないものだけを指す場合には狭義の虚血性 MR，乳頭筋断裂を伴うものも含めた場合には広義の虚血性 MR と呼びます．臨床で出合う頻度は，圧倒的に乳頭筋断裂を伴わない狭義の虚血性 MR が高いです．
そして狭義の虚血性 MR と拡張型心筋症などにみられる機能性 MR の機序は類似しているため，本稿では狭義の虚血性 MR と拡張型心筋症にみられる機能性 MR を合わせて，機能性 MR と呼ぶことにします．

異なる重症度分類
ー器質性MRと機能性MRー

　器質性MRと機能性MRでは病気の背景が異なるため，重症度分類も治療法も大きく異なります．

　器質性MRの重症度分類を 図8 ，機能性MRの重症度分類を 図9 にそれぞれ示しました[12]．図のなかのそれぞれの項目について定量評価を行い，重症度を決定します．後述しますが，機能性MRについては比較的軽度であっても予後に影響することがわかってきたために（ 図10 ）[13,14]，器質性MRと比較してより厳格な診断基準となっています．

	MR jet (%LA)	Vena Contracta	RV	RF	ERO
At Risk(Stage A)	< 20%	< 0.3 cm			
Progressive MR (Stage B)	20-40%	< 0.7 cm	< 60 mL	< 50%	< 0.4 cm^2
Asymptomatic Severe MR (Stage C)	> 40%	≧ 0.7 cm	≧ 60 mL	≧ 50%	≧ 0.4 cm^2
Symptomatic Severe MR (Stage D)	> 40%	≧ 0.7 cm	≧ 60 mL	≧ 50%	≧ 0.4 cm^2

図8　器質性MRの重症度分類（文献12より）

	MR jet (%LA)	Vena Contracta	RV	RF	ERO
At Risk(Stage A)	< 20%	< 0.3 cm			
Progressive MR (Stage B)			< 30 mL	< 50%	< 0.2 cm^2
Asymptomatic Severe MR (Stage C)			≧ 30 mL	≧ 50%	≧ 0.2 cm^2
Symptomatic Severe MR (Stage D)			≧ 30 mL	≧ 50%	≧ 0.2 cm^2

図9　機能性MRの重症度分類（文献12より）

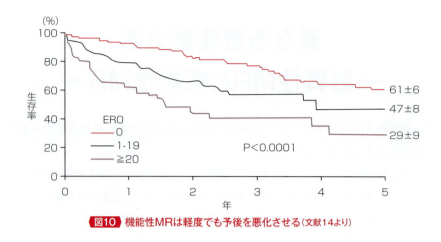

図10 機能性MRは軽度でも予後を悪化させる（文献14より）

　具体的には，逆流量（regurgitant volume：RV），逆流率（regurgitant fraction：RF），有効逆流弁口面積（effective regurgitant orifice area：ERO）について，器質性MRではそれぞれ60mL以上，50％以上，0.4cm^{2}以上を重症の基準としていますが（図8），機能性MRはそれぞれ30mL以上，50％以上，0.2cm^{2}以上で重症と診断します（図9）．

器質性MR治療ガイドライン

　この重症度分類に基づく最新の治療ガイドラインを図11，図12に示します[12]．器質性MRと機能性MRで外科手術の適応は異なりますし，また外科手術のなかでも僧帽弁置換術と僧帽弁形成術によって適応が変わります．

　器質性MRについては，前述の定量評価によって重症MRであることが前提条件になります．そのうえで症状があって，左室機能も保たれている（左室駆出率〔left ventricular ejection fraction：LVEF〕＞30％）場合には，Class Iで僧帽弁手術の適応となります．ただ，症状があっても左室機能が

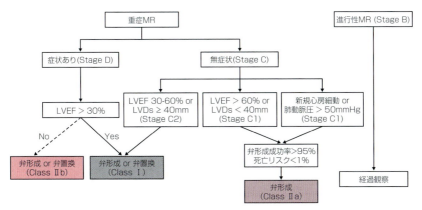

図11 器質性MRの手術適応（文献12より）

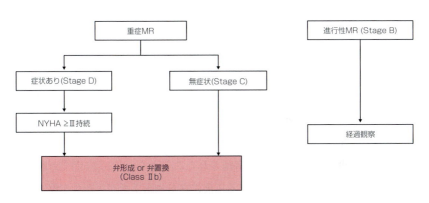

図12 機能性MRの手術適応（文献12より）

重度に低下した（LVEF ≦ 30%）症例では，ガイドラインにおける手術適応の位置付けはClass Ⅱbと格段に下がります．

一方で無症状の場合，軽度の左室機能低下（LVEF 30 〜 60%）や左室拡大（左室収縮末期径 ≧ 40mm）を合併した場合には，Class Ⅰで僧帽弁手術の適応となります．そして無症状で左室機能が正常である症例，あるいは新

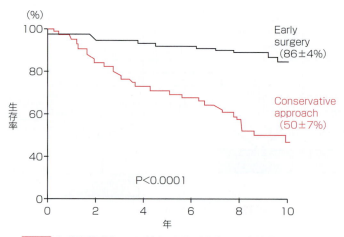

図13 無症候性重症MRに対する早期手術介入の有効性（文献18より）

規の心房細動や肺高血圧を合併した症例では，安全で（死亡リスク＜1％），高率に（＞95％）僧帽弁形成術が施行できる症例であれば弁形成術がClass Ⅱaで推奨されます．

　無症状のMRであっても早期に手術介入（特に弁形成術）することで予後が改善することが数々の報告で示唆されたことから（図13）[15-18]，近年では左室機能低下や心不全が出現する以前に弁形成術手術が可能な症例であれば，積極的に早期手術介入を行う傾向が強まっています．術前の心房細動や肺高血圧の存在は僧帽弁手術後の予後不良因子であることはこれまでも報告されています[19,20]．わが国からの報告でも，術前心房細動の存在は術後の予後不良因子[21]とされており，手術の安全性・弁形成術の確実性が向上すれば，今後はさらなる積極的な早期介入が進む可能性が高いと考えられます．

　僧帽弁外科手術のなかで弁形成術と弁置換術の比較についてもこれまでさまざまな報告があります[22-24]．

　直近の多施設レジストリーからの報告では，20年という長期の観察期間で僧帽弁形成術群は僧帽弁置換術群と比較して20年生存率が良好であるこ

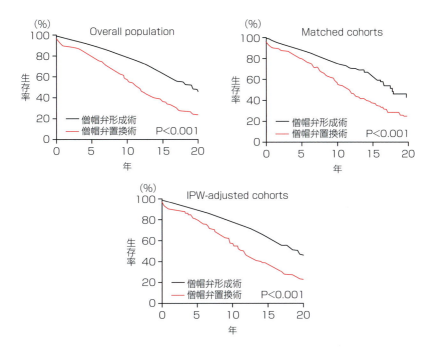

図14 器質性MRにおいて術後の生命予後は，僧帽弁形成術が僧帽弁置換術に優る
（文献22より）

と（46% vs 23%）が示されています（図14）．Propensity score matchingやIPTW法を用いて患者背景を一致させた解析でも同様の結果です．そして，僧帽弁形成術の優位性は年齢，性別，術前心機能などのサブグループ解析でも確認されます．

またこの研究においては弁形成術と弁置換術で再手術の頻度は同等でしたが，過去には弁形成術群で再手術が多いという報告もあります．さらに僧帽弁の解剖が弁形成困難であるような症例では，僧帽弁置換術は長期予後を悪化させないという報告もあります[25]．

このような研究結果から器質性MRに対しては，安全に僧帽弁形成術が施行できるのであれば，できるだけ早期に弁形成術を行うことが今後のスタ

ンダードになると思われます．一方で僧帽弁形成術については術者間・施設間で成功率に差があることから，それぞれの施設において僧帽弁の解剖学的評価や弁形成の可能性を吟味しながら，至適治療の選択や場合によっては手術成績の高い施設への紹介などを検討すべきと考えます．

機能性MR治療ガイドライン

　僧帽弁外科手術，特に弁形成術の効果が確立され早期介入への動きが加速する器質性MRとは異なり，機能性MRに対する外科手術の立ち位置についてはまだまだ議論が尽きません．

　まずこれまでの研究では，機能性MRに対する僧帽弁外科手術は，MRを減少させる効果やQOLの改善効果は示したものの，生命予後の改善効果は示されていません[26, 27]．この数年の間に発表されたRandomized比較試験でも，虚血性MRを合併する症例で冠動脈バイパス手術（coronary artery

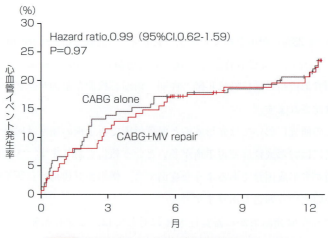

図15　虚血性MRに対する僧帽弁外科手術（文献28より）

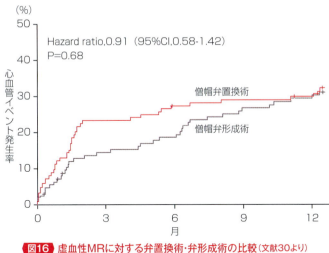

図16 虚血性MRに対する弁置換術・弁形成術の比較（文献30より）

bypass grafting：CABG）単独治療群とCABGに僧帽弁形成術を追加した群で、死亡を含む心血管イベントの発生は同等でした（図15）[28, 29]．このような背景もあり、機能性MRに対する外科手術のガイドライン上の推奨度はClass Ⅱbに留まっています（図12）．

さらに手術を行う場合でも、術式として僧帽弁置換術を行うほうがよいのか、僧帽弁形成術を行うほうがよいのかについてもいまだ結論が分かれるところです．虚血性MRに対する僧帽弁置換術vs僧帽弁形成術のRandomized比較試験では、両群間で総死亡や心血管イベントの発生率は同等でした（図16）[30, 31]．

このようなことからも、機能性MRに対する治療法が確立されていないこと、そして治療法を確立するうえでのエビデンスも不足していることがわかります．

重症MRの約半数で外科手術は選択されていない

　それでは実際には重症 MR 症例のうち，どれほどの症例で僧帽弁外科手術が行われてきたのでしょうか．

　ヨーロッパにおける弁膜症治療の概要について調べた Euro Heart Survey（25 カ国から 5,001 症例がエントリー）によれば，有症候性重症 MR で僧帽弁外科手術が行われたのは，51％ に留まり，残りの約半数では手術が行われていないことが明らかとなりました（図17）[32]．そして，左室機能低下，高齢，既存合併疾患の存在が手術未施行と関連していることも示されました．年齢についても 70～80 歳では 42％，そして 80 歳を超えるとわずか 15％ の症例でしか手術が行われていません（図18）．

　また，器質性・機能性 MR に分けて解析した Bach らの研究では，重症 MR のなかで器質性 MR では 53％ の症例で外科手術が行われている一方で，

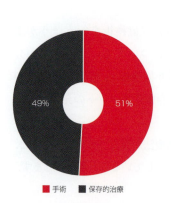

図17　症候性重症MRに対する治療（文献32より）

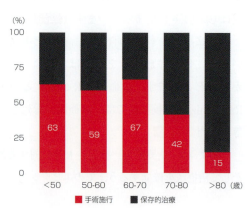

図18　高齢になるほど手術が選択されなくなる（文献32より）

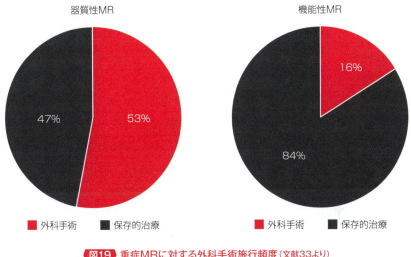

図19 重症MRに対する外科手術施行頻度（文献33より）

　機能性MRで外科手術が行われたのは全体の16％でした（図19）．器質性MRにおいて外科手術が行われなかった主な理由としては，左室機能が正常であること，無症状であること，既存の合併症が存在することが挙げられました．ただし，器質性MRで手術が行われなかった症例の7割以上で，ガイドライン上は一つ以上の手術適応要件が認められたことから，ガイドラインに準じて外科手術適応が適切に判断されたかについては疑問の残るところでした[33]．

　そして興味深いことに，Euro Heart Surveyからの報告では，左室機能低下が手術未施行と関連したのに対し，Bachらの研究では左室機能が保たれていることが器質性MRにおいて手術を選択しなかった主な理由として挙げられました．器質性MRのガイドラインをみる限り，有症候性重症MRではLVEF＞30％では外科手術がClass Iで推奨されているものの，LVEFが30％以下に低下した群ではClass IIbの位置付けとなります．また無症候性の場合にはLVEFが軽度に低下した症例では外科手術がClass Iで推奨

されるものの，左室機能が正常な群では弁形成が行えたとしても Class IIa の位置付けとなります（図11）．このように症候性・無症候性によって左室機能に基づく外科手術のガイドライン上の位置付けが異なることが，上記のような結果につながっているのかもしれません．

いずれにしても，本来は積極的介入治療が必要な症例の多くで，積極的治療が行われていない現状がこれらの研究で明らかになりました．

大動脈弁狭窄症（aortic stenosis：AS）に対するカテーテル治療である経カテーテル大動脈弁植込み術（transcatheter aortic valve implantation：TAVI）の導入期にも，重症 AS 症例の少なくとも約3割の症例で外科手術が行われていないことが議論されましたが[34-37]，MR においても同様の状況のようです．

突然死など劇的な転帰をたどることもある AS と比べて，MR の場合には心不全を繰り返しながら徐々に心機能や全身状態が悪化するという緩徐な転帰をたどることが多いため，外科手術のタイミングを逃してしまう症例があるのかもしれません．

そして，この心不全こそが MR の病態，さらには治療法を考えるうえで重要なポイントになります．

次章では MR の病態を理解するうえでの大きなテーマである，心不全との関連について考えてみたいと思います．

〈参考文献〉

1) Nkomo VT, et al. Burden of valvular heart diseases: a population-based study. Lancet. 368, 2006, 1005-11.
2) Singh JP, et al. Prevalence and clinical determinants of mitral, tricuspid, and aortic regurgitation (the Framingham Heart Study). Am J Cardiol. 83, 1999, 897-902.
3) 北井豪．"僧帽弁逆流症"．実践！みためだけじゃない画像診断．北井豪編．大阪，メディカ出版，2016，150．
4) 篠崎毅．"僧帽弁閉鎖不全の成因と病態"．新・心臓病診療プラクティス9 弁膜症を解く．山本一博ほか編．東京，文光堂，2007，234．
5) 北井豪．"僧帽弁逆流症"．実践！みためだけじゃない画像診断．北井豪編．大阪，メディカ出版，2016，154．
6) Ogawa S, et al. Cross-sectional echocardiographic spectrum of papillary muscle dysfunction. Am Heart J. 97, 1979, 312-21.

7) Godley RW, et al. Incomplete mitral leaflet closure in patients with papillary muscle dysfunction. Circulation. 63, 1981, 565-71.
8) Uemura T, et al. Papillary muscle dysfunction attenuates ischemic mitral regurgitation in patients with localized basal inferior left ventricular remodeling: Insights from tissue doppler strain imaging. J Am Coll Cardiol. 46, 2005, 113-9.
9) Carpentier A, et al. Reconstructive surgery of mitral valve incompetence: ten-year appraisal. J Thorac Cardiovasc Surg. 79, 1980, 338-48.
10) Otsuji Y, et al. Isolated annular dilation does not usually cause important functional mitral regurgitation: Comparison between patients with lone atrial fibrillation and those with idiopathic or ischemic cardiomyopathy. J Am Coll Cardiol. 39, 2002, 1651-6.
11) Otsuji Y, et al. Insights from three-dimensional echocardiography into the mechanism of functional mitral regurgitation: direct in vivo demonstration of altered leaflet tethering geometry. Circulation. 96, 1997, 1999-2008.
12) Nishimura RA, et al. 2014 AHA/ACC guideline for the management of patients with valvular heart disease: a report of the American College of Cardiology/American Heart Association Task Force on Practice Guidelines. J Am Coll Cardiol. 63, 2014, e57-185.
13) Lamas GA, et al. Clinical significance of mitral regurgitation after acute myocardial infarction. Survival and Ventricular Enlargement Investigators. Circulation. 96, 1997, 827-33.
14) Grigioni F, et al. Ischemic mitral regurgitation: long-term outcome and prognostic implications with quantitative Doppler assessment. Circulation. 103, 2001, 1759-64.
15) Ling LH, et al. Early surgery in patients with mitral regurgitation due to flail leaflets: a long-term outcome study. Circulation. 96, 1997, 1819-25.
16) Kang DH, et al. Comparison of early surgery versus conventional treatment in asymptomatic severe mitral regurgitation. Circulation. 119, 2009, 797-804.
17) Kang DH, et al. Early surgery versus conventional treatment for asymptomatic severe mitral regurgitation: a propensity analysis. J Am Coll Cardiol. 63, 2014, 2398-407.
18) Montant P, et al. Long-term survival in asymptomatic patients with severe degenerative mitral regurgitation: a propensity score-based comparison between an early surgical strategy and a conservative treatment approach. J Thorac Cardiovasc Surg. 138, 2009, 1339-48.
19) Ngaage DL, et al. Influence of preoperative atrial fibrillation on late results of mitral repair: is concomitant ablation justified? Ann Thorac Surg. 84, 2007, 434-42.
20) Ghoreishi M, et al. Pulmonary hypertension adversely affects short- and long-term survival after mitral valve operation for mitral regurgitation: implications for timing of surgery. J Thorac Cardiovasc Surg. 142, 2011, 1439-52.
21) Kitai T, et al. Early surgery for asymptomatic mitral regurgitation: importance of atrial fibrillation. J Heart Valve Dis. 21, 2012, 61-70.
22) Lazam S, et al. Twenty-Year Outcome After Mitral Repair Versus Replacement for Severe Degenerative Mitral Regurgitation: Analysis of a Large, Prospective, Multicenter, International Registry. Circulation. 135, 2017, 410-22.
23) Enriquez-Sarano M, et al. Valve repair improves the outcome of surgery for mitral regurgitation. A multivariate analysis. Circulation. 91, 1995, 1022-8.
24) Moss RR, et al. Outcome of mitral valve repair or replacement: a comparison by propensity score analysis. Circulation. 108, 2003, Suppl 1:II90-97.
25) Gillinov AM, et al. Valve repair versus valve replacement for degenerative mitral valve disease. J Thorac Cardiovasc Surg. 135, 2008, 885-93.
26) Wu AH, et al. Impact of mitral valve annuloplasty on mortality risk in patients with mitral regurgitation and left ventricular systolic dysfunction. J Am Coll Cardiol. 45, 2005, 381-7.

27) Mihaljevic T, et al. Impact of mitral valve annuloplasty combined with revascularization in patients with functional ischemic mitral regurgitation. J Am Coll Cardiol. 49, 2007, 2191-201.
28) Smith PK, et al. Surgical treatment of moderate ischemic mitral regurgitation. N Engl J Med. 371, 2014, 2178-88.
29) Michler RE, et al. Two-year Outcomes of Surgical Treatment of Moderate Ischemic Mitral Regurgitation. N Engl J Med. 374, 2016, 1932-41.
30) Acker MA, et al. Mitral-valve repair versus replacement for severe ischemic mitral regurgitation. N Engl J Med. 370, 2014, 23-32.
31) Goldstein D, et al. Two-Year Outcomes of Surgical Treatment of Severe Ischemic Mitral Regurgitation. N Engl J Med. 374, 2016, 344-53.
32) Mirabel M, et al. What are the characteristics of patients with severe, symptomatic, mitral regurgitation who are denied surgery? Eur Heart J. 28, 2007, 1358-65.
33) Bach DS, et al. Failure of guideline adherence for intervention in patients with severe mitral regurgitation. J Am Coll Cardiol. 54, 2009, 860-5.
34) Bouma BJ, et al. To operate or not on elderly patients with aortic stenosis: the decision and its consequences. Heart. 82, 1999, 143-8.
35) Iung B, et al. Decision-making in elderly patients with severe aortic stenosis: why are so many denied surgery? Eur Heart J. 26, 2005, 2714-20.
36) Varadarajan P, et al. Clinical profile and natural history of 453 nonsurgically managed patients with severe aortic stenosis. Ann Thorac Surg. 82, 2006, 2111-5.
37) Bach DS, et al. Evaluation of patients with severe symptomatic aortic stenosis who do not undergo aortic valve replacement: the potential role of subjectively overestimated operative risk. Circ Cardiovasc Qual Outcomes. 2, 2009, 533-9.

第2章

心不全とMR：心不全治療のアキレス腱

MRについて考えるうえで，心不全は切っても切り離せないテーマです．

第1章でMRには弁そのものの異常で起こる器質性MR（僧帽弁逸脱など）と，左室リモデリングに伴って二次的に起こる機能性MRの2種類があると述べました（図1）．そして，この2つの病態に心不全はどちらも深く関わります．

器質性MRでは「MR→左室機能障害・心不全」，機能性MRでは「左室機能障害・心不全→MR」の順に発症する（図2）ことが大きな違いですが，どちらも左室機能障害・心不全が絡むことで病態はより複雑化し，治療も困難になります．

第2章では心不全治療における大きな弱点，心不全治療のアキレス腱とも呼ぶことができるMRについて，器質性MRと機能性MRに分けて考えてみたいと思います．

	器質性MR	機能性MR
僧帽弁構造	異常	正常
病態	僧帽弁あるいは弁下部組織の異常	左室拡大・左室リモデリング
病因	僧帽弁逸脱・腱索断裂・リウマチ性・心内膜炎など	虚血性心筋症・拡張型心筋症など
左室機能障害・心不全	結果	原因

図1 器質性MRと機能性MR

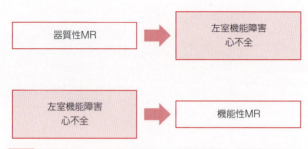

図2 器質性MRではMRが原因で左室機能障害・心不全が起こる．
機能性MRでは左室機能障害・心不全が原因でMRが起こる

器質性MR
−気づいた時には手遅れなことも!−

　器質性MRは弁そのものの異常ですので，発症当初の心機能は正常です．むしろ左室からみると，圧の高い上行大動脈に血液を駆出するよりも，僧帽弁を介して（圧の低い）左房という"逃げ道"があることで，左室は"楽をしている状態"になります．そのため，心エコーなどでみると，左室収縮能は正常心よりもよくみえることがあるほどです．

　器質性MRの自然歴についてはMRのエチオロジーや発見された時の進行度により多様ですが，これまでにもいくつかの報告がなされてきました[1, 2]．

　器質性MRのなかで最も頻度の高い僧帽弁逸脱（mitral valve prolapse：MVP）については，現代のエコー技術による診断では有病率は0.6-2.4%と言われています[3, 4]．器質性MRの予後は一般的には良好です．しかしながら，後述のように左室機能低下や心不全をきたす症例，さらには外科手術を行っても予後不良な症例なども存在することから，器質性MRの自然歴についての理解がまず大切です．

　米国ミネソタ州で一般住民を対象として行われたOlmsted Country Studyの結果をご紹介したいと思います．1989年から1998年までに無症状のMVPとして診断された833人（平均年齢50歳，女性64%，平均左室駆出率〔left venticular ejection fraction：LVEF〕62%，中等度以上のMRは全体の16%）を対象とした研究で，10年の総死亡率，心血管死亡率はそれぞれ19%，9%でした（図3）[2]．心血管死亡と最も強く関連するのは，（当然ながら）発見時のMRの重症度（中等度以上）でした．発見時のMRの重症度がその後の心血管イベントの発症と関わることは，わが国で行われた研究でも確認されています（図4）[5]．

　そして，初診時に軽度MRであっても，器質性MRは進行性の病態であり，

第2章　心不全とMR：心不全治療のアキレス腱

平均して1年間に逆流量が7.4mL, 逆流率が2.9%, そして有効逆流弁口面積（effective regurgitant orifice area：ERO）は5.9mm²ずつ増悪していくこと，そして新たなflail leafletの出現や弁輪拡大がMR増悪の予測因子で

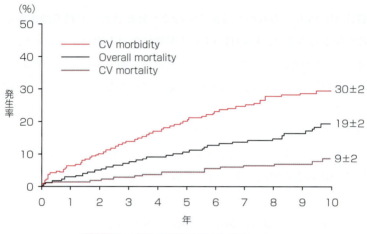

図3 無症候性僧帽弁逸脱の自然歴（文献2より）

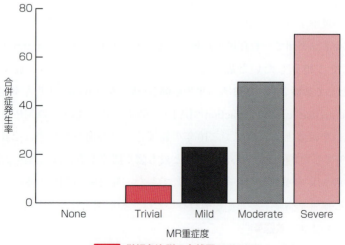

図4 僧帽弁逸脱の自然歴（文献5より）

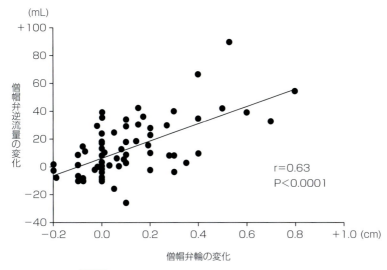

図5 弁輪拡大は器質性MRの増悪と関連（文献6より）

あることも報告されています（**図5**）[6].

　MRが遷延し，さらに上記のように徐々に増悪すると，左室も疲弊してきます．第1章の**図8**（17ページ）にまとめたように，重症MRでは一心拍で60mL以上の血液が左房に逆流していることになります．つまり，それだけ左室の仕事量（容量負荷）が増えているのです．

Short Column

重症MRの逆流量はタバスコ1本分

60mLというとイメージしにくいですが，これは市販のタバスコ1本分に相当します．1日の心拍数を10万回前後とすると，日々これを繰り返すのは確かにしんどいですね．

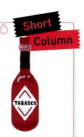

そして心エコー上で，見た目のLVEFが少し低下した頃には，左室機能障害がかなり進行している可能性があります．これが，器質性MRにおいては早めに治療を行ったほうが良いと考えられる大きな理由です．器質性MRにおいてLVEF 30％以下の症例で，外科手術はClass Ⅱ bの推奨度になっています[7]．これは重度MR症例でLVEFが30％程度に低下した症例では，実際の左室機能はLVEFが30％を大きく下回っていることが多く，人工心肺を用いた心臓外科手術の侵襲に耐えられなかったり，術後にMRがなくなることで圧の高い大動脈に向かって左室が血液を駆出できないafterload mismatchが起こり，それにより手術後の予後が極めて不良であると考えられることが根拠となっています．

　図6に示すのは1994年にCirculation誌に発表された臨床研究です．術前LVEF≧60％，50-60％，＜50％と，LVEFが低下するにしたがって，器質性MR症例に対する僧帽弁外科手術の生存率も段階的に低下していくことが示されています[8]．また，LVEF低下と同様に左室拡大も器質性MR術

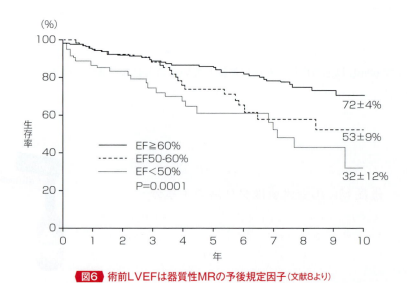

図6　術前LVEFは器質性MRの予後規定因子（文献8より）

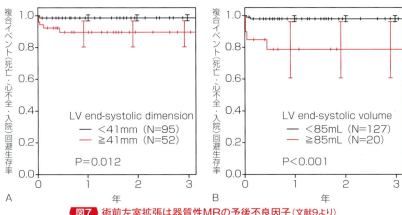

図7 術前左室拡張は器質性MRの予後不良因子（文献9より）

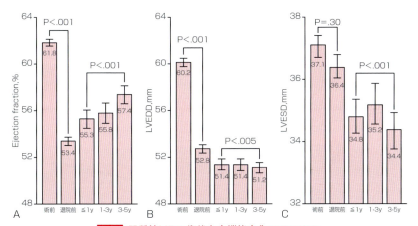

図8 器質性MRの術後左室機能変化（文献10より）

後の予後を悪化させます（**図7**）[9]．

　左室機能に関して，LVEFは術後にいったん悪化するものの，その後は回復に向かう症例が多く，左室拡大に関しては術後に一貫して改善がみられることが報告されています（**図8**）[10]．そして，術前のLVEF低下（＜64%）と左室拡張（左室収縮末期径 ＞37mm）が術後の左室機能低下の予測因子

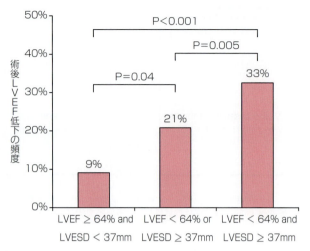

図9 術前LVEF低下と左室拡大は術後LVEF低下の予測因子（文献11より）

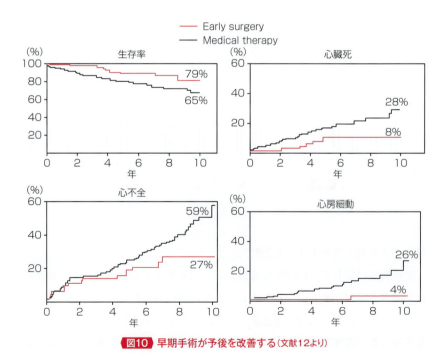

図10 早期手術が予後を改善する（文献12より）

であることも示されています（図9）[11].

こうしたことからも，器質性MRでは左室機能が低下する前の早期に手術をすべきであるという考え方が現在の標準的な治療指針であり，文献的にも早期手術の有用性が示されています（図10）[12].

心不全症状の重要性

器質性MRの予後を考えるうえで，左室機能と並んで重要なのが心不全症状です．1996年にNew England Journal of Medicine誌に報告されたflail leafletのMRを対象とした報告[13]では，手術を行わず保存的な治療が行われた症例における予後規定因子は，心不全症状（図11），左室駆出率低下（図12），そして高齢でした．

僧帽弁外科手術を行った場合にも，術前の心不全症状は術後の予後に大きく影響します[14]．術前にNYHA Ⅲ度あるいはⅣ度の心不全症状を合併した症例では，NYHA Ⅰ度あるいはⅡ度の症例と比較して術後の生存率は有意に

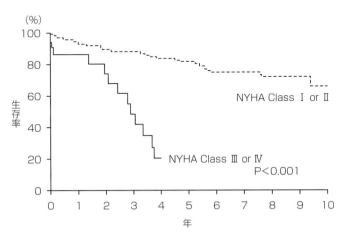

図11 保存的治療が行われた器質性MRにおいて心不全症状は予後を規定する（文献13より）

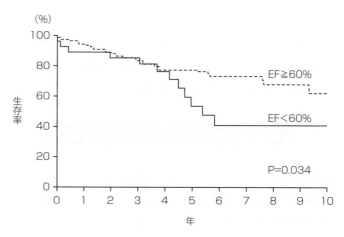

図12 保存的治療が行われた器質性MRにおいて左室駆出率は予後を規定する（文献13より）

低く（**図13**），この結果は術前のLVEFや術式（弁置換術あるいは弁形成術），冠動脈バイパス手術（coronary artery bypass grafting：CABG）合併の有無にかかわらず認められました．心不全症状を発症する前にMRに対して早期に治療介入することの重要性を示唆する報告です．

また，無症候性の器質性MRにおいても，MRの定量評価（ERO）に基づく重症度が心臓死および心事故発生率と相関することが示されています（**図14**）．ERO≧40mm^{2}の症例はERO<20 mm^{2}の症例と比較して総死亡が2.9倍，心臓死5.2倍，心事故が5.7倍に増加していました．そして無症候性器質性MRにおいても，僧帽弁手術は総死亡を約7割低下させています[15]．したがって無症状であっても，重症のMRに対しては早期に手術を検討したほうが良いというのが現在のコンセンサスだと思います．

ただし，実臨床の現場では，心不全を発症して初めて重症MRの存在がみつかる方もいらっしゃいます．これまでに私が診察させていただいた患者さんでも急性心不全を合併し，器質性MR（MVP）を発見した際には，すでにご高齢であったこともあり僧帽弁外科手術を行うことができなかったと

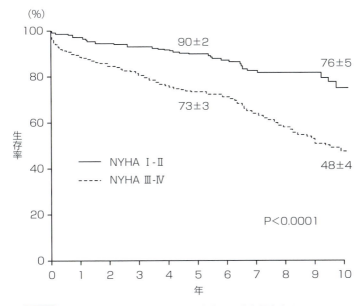

図13 術前心不全症状が器質性MRの術後の予後を規定する（文献14より）

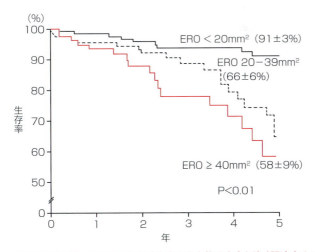

図14 無症候性器質性MRにおいてもMR重症度は心事故発生率と強く関連する（文献15より）

いうケースがあります．このような患者さんでは，可能な限りの薬物治療を行っても，病態のコントロールが難しく，心不全による入退院を繰り返すケースが多くみられます．

もちろん健康診断での聴診や人間ドックの心エコー検査などで早期に発見されれば，若いうちに僧帽弁外科手術を受けることもできたのでしょうが，このような患者さんが依然として多くいらっしゃることも事実です．

機能性MR
－心不全が"原因"のMR－

僧帽弁そのものの異常で起こる器質性MRと異なり，機能性MRは虚血性心筋症や拡張型心筋症などによる左室リモデリングが存在することで二次的に発生します．器質性MRの場合には，左室機能障害や心不全はある程度の年月が経過してから発症することが多いので，早期発見ができれば予防することができます．しかしながら，機能性MRの場合にはそもそもの病態が左室機能障害や重度の心不全なので，さらにやっかいです．

そのため，「機能性MRは左室の病気なので，MRを治療しても意味がない」という意見もあります．一方で機能性MRの存在が心不全や左室機能障害を呈した症例の予後を悪化させることも明らかで[16-20]，何らかの治療法を確立することが求められます．

自験例になりますが，心臓血管研究所付属病院に2004年6月以降に来院された患者さんを対象にした病院コホートであるShinken Databaseに登録された有症候性（NYHA≧Ⅱ度）の心不全症例1,701例において，中等度以上の機能性MRは約6％（104人）に認められ，中等度以上の機能性MRは総死亡（ハザード比2.2），心血管死亡（ハザード比2.4），心不全入院（ハザード比1.8）を有意に増加させることが示されました（ 図15 ）[21]．

さらに心不全症状の有無にかかわらず左室機能が低下した（LVEF≦40％）

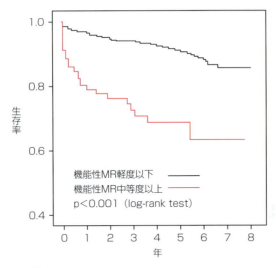

図15 機能性MRは心不全の予後を悪化させる（文献21より）

症例においても，中等度以上の機能性MRは約17％（86例／506例）の症例に認められ，予後を悪化させていることを報告しています（**図16**）[22]．同様の結果はわが国における最大規模の心不全レジストリーであるATTENDレジストリーからの報告でも確認されています[23]．

機能性MRの頻度は病態が悪化するほど高くなります．上記の自験例は外来通院患者さんを対象としたもので比較的状態が安定した患者さんを対象としていますが，入院を要する急性心不全症例になると，この頻度は約25％まで上昇していました．

国立循環器病研究センターからの報告[24]では，急性心不全入院症例において中等度以上の機能性MRは入院時，退院時にそれぞれ36％，22％に認められ，退院時に認められる中等度以上の機能性MRは退院後の心血管イベントを増加させました（**図17**）．

また，第1章でも述べましたが，機能性MRは軽度であっても予後に影

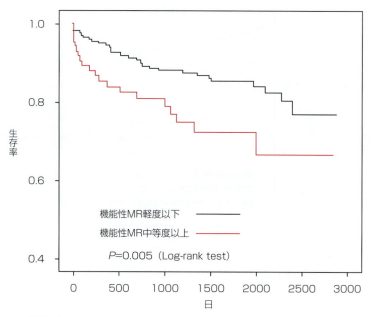

図16 機能性MRは左室機能低下症例の予後を悪化させる（文献22より）

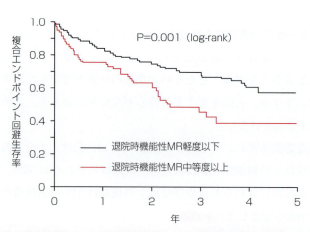

図17 急性心不全症例において退院時機能性MRの重症度が予後と関連する（文献24より）

響する可能性のあることが，器質性MRとの大きな違いです（図18）[16]．さらにBursiらの報告では，機能性MRの予後への影響は心不全の早期においてより大きい可能性があることも示されています[19]．このような結果からは，機能性MRを心不全の初期段階で，しかも軽度のうちに発見することの重要性がうかがえます．

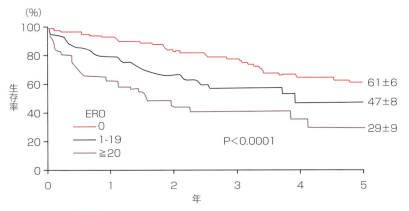

図18 機能性MRは軽度でも予後を悪化させる（文献16より）

機能性MRはいつ評価すべきか？

国立循環器病研究センターからの報告では，退院時に認められる中等度以上の機能性MRは予後を悪化させましたが，入院時に認められた中等度以上の機能性MRは予後と関連しませんでした（図19）[24]．機能性MRの重症度は変動が大きく，上記の論文でも入院時に認められた中等度以上の機能性MRの約半数は退院時には軽度以下に改善しています．このように機能性MRに関しては，血行動態，心不全の状態，安静時か運動中かなどによって重症度が大きく変化するため，「本当の重症度」の評価は容易ではありません．過去の研究から，運動負荷によって重症化する機能性MRは急性肺水腫の原因にもなり，予後を悪化させることが知られています[25-27]．機能性MRの重症度評価は治療方針を立てるうえでも重要です．

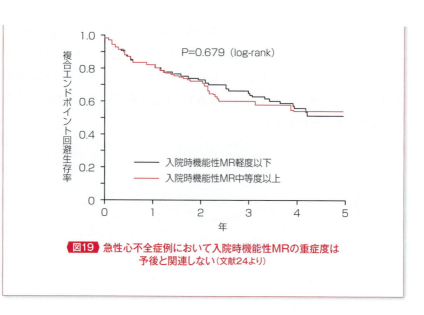

図19 急性心不全症例において入院時機能性MRの重症度は予後と関連しない(文献24より)

機能性MRに対する治療

　機能性MRに対する明確な治療方針は確立されていません．機能性MRの治療目標は症状やQOLを改善し，心不全入院を減らすこと，そして可能であれば生命予後を改善することになります．下記のように，機能性MRの原因である左室機能障害に対する薬物治療を強化し，心臓再同期療法（cardiac resynchronization therapy：CRT）や（MRを減少させる効果は乏しいですが）虚血性心筋症に対しては血行再建を行います．僧帽弁外科手術については，左室容量負荷→左室拡大→機能性MR増悪→左室容量負荷→左室拡大→機能性MR増悪……というサイクルを断ち切る役割が期待されていますが，その効果はいまだ確立されていません．最終的に治療抵抗性の症例では，左室補助デバイス（left ventricular assist device：LVAD）や心移植を考慮することになります．以下に機能性MRに対する治療について，これまでの文

献的考察を含めまとめてみたいと思います.

まず大切なのは,左室収縮機能が低下した心不全(heart failure with reduced left ventricular ejection fraction:HFrEF)に対する至適薬物治療(β遮断薬,RAS阻害薬〈ACE阻害薬/アンジオテンシンⅡ受容体拮抗薬〉,アルドステロン拮抗薬,さらにvolume overloadが続く症例では利尿薬)をしっかりと導入することです[7].β遮断薬やACE阻害薬は左室径のみならずMRも改善させる可能性があることが報告されています[28-31].一方でこのようなガイドラインを順守した治療を行っても,中等度以上の機能性MR症例の予後は依然として不良です(図20)[32].

続いて適応のある症例には,CRTを行います.CRTの機能性MRに対する効果を支持する研究もすでに報告されています.24症例の左脚ブロックと機能性MRを合併した症例での検討では,CRTによってEROが25mm^{2}から13mm^{2}に減少しました[33].また,心不全に対するCRTの効果を検証した

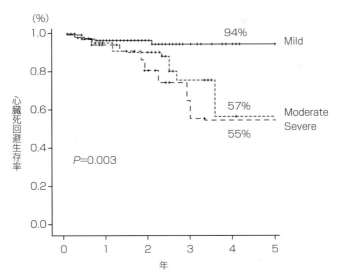

図20 至適薬物治療を行っても中等度以上の機能性MRの予後は不良(文献32より)

Randomized比較試験であるMIRACLE試験[34]およびCARE-HF試験[35]でも，CRT治療群でMRの減少が示されています．そして98例の中等度以上の機能性MRを合併した外科手術ハイリスク症例を対象にした研究では，CRT植込みによって，植込みから6カ月後に約半数の症例で1度以上のMRの改善が認められました．MRの改善が認められなかった群には，虚血性心筋症をエチオロジーとする症例が多いのが特徴です．MRの改善が認められた群では，MRの改善が認められなかった群と比較してその後の生命予後も良好であり（図21）[36]，CRTの機能性MRに対する治療の可能性が示されました．

第1章でも述べたように，機能性MRに対する僧帽弁外科手術の有効性は確立されていません（図22）．虚血性心疾患に対するCABGや大動脈弁手術が必要な症例に対してMRに対する合併手術を行った場合には，MRの減少効果は明らかですが，臨床的意義があるかは明らかではありません．先行研究では，CABGにMRへの手術を追加しても，長期の生命予後や臨床症状には明らかな効果を示しませんでした[37-41]．

一方で，いくつかの研究ではCABGと合併した僧帽弁手術を行うことで機能的な予後の改善を示唆する報告[42, 43]や生命予後も改善するという報告[44]

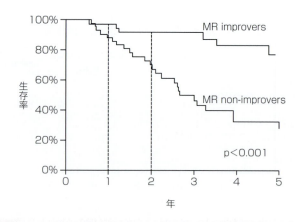

図21 CRTによって機能性MRが改善した群は生命予後も良好（文献36より）

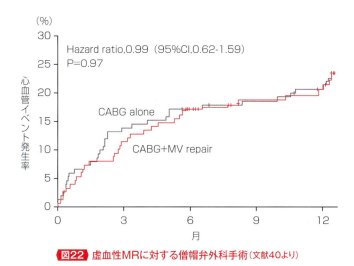

図22 虚血性MRに対する僧帽弁外科手術（文献40より）

もあり，このあたりは結論が明確ではありません．

CABGや大動脈弁置換術と合併しない機能性MRのみに対する手術は，積極的には推奨されていません．ただこの分野における先行研究では，僧帽弁手術を行うことによる左室リモデリングに対する改善効果が示唆されています[45-47]．Bachらの報告によれば，終末期の拡張型心筋症例で重度の機能性MRを合併した症例に僧帽弁外科手術を行った結果，LVEF，心拍出量（図23），そして心不全症状（図24）の改善がみられました[45]．しかしながら，この領域においても僧帽弁外科手術による生命予後の改善は示されていません．Wuらの報告によれば，LVEFが30%以下に低下し中等度以上の機能性MRを有する症例に対する僧帽弁輪形成術は，長期の生命予後を改善することができませんでした[48]．図25に示すように弁輪形成施行群と非施行群でエンドポイント（死亡・左室補助デバイス・心臓移植）の発生率には全く差を認めませんでした[48]．

機能性MRに対して僧帽弁手術を行うとなった場合，弁置換術を行うのか，弁形成術を行うかも難しい議論です．現時点では，腱索温存の僧帽弁置換術

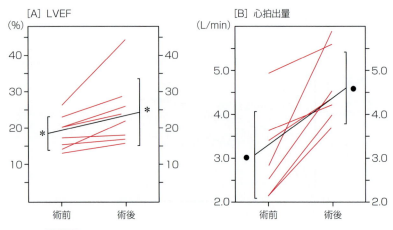

図23 僧帽弁輪形成術は左室機能・心拍出量を改善する（文献45より）

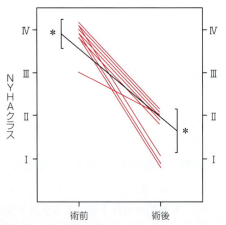

図24 僧帽弁輪形成術は心不全症状を改善する（文献45より）

と弁形成術で長期生存率に差は認められませんが（**図26**），術後のMR再発は弁形成術を施行した群で高頻度にみられます（**図27**）[49, 50]．

　以前の研究では僧帽弁置換術と比較して僧帽弁形成術のほうが生命予後は良好であるという報告がありましたが[51, 52]，僧帽弁置換術施行時に腱索温存を図ることによって同等の生命予後が報告されるようになったと考えられます．

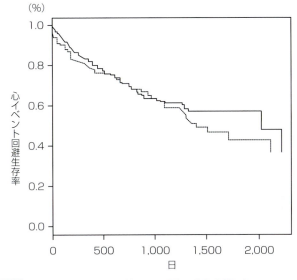

図25 僧帽弁輪形成術は機能性MRの長期予後を改善しない（文献48より）

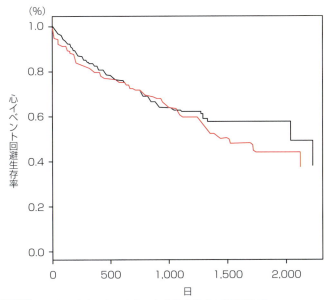

図26 僧帽弁置換術と弁形成術で心事故発生率に有意差はない（文献49より）

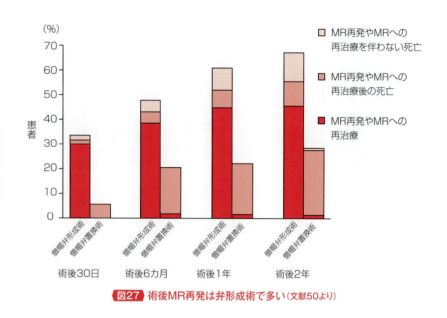

図27 術後MR再発は弁形成術で多い（文献50より）

心不全とMRがつくる悪循環サイクル

　器質性MRではMRに続発して左室機能障害や心不全が発生すること，一方で機能性MRは左室機能障害や心不全に続発して発生することを述べました．

　そして，とてもやっかいなのは「左室機能障害・心不全」と「MR」，この2つの病態がお互いの病態を悪化させ，「悪循環のサイクル（vicious cycle）」を呈することです．

　器質性MRでは，長期間続いたMRによる容量負荷に耐え切れなくなった左室に収縮能低下（LVEF低下）や心不全を合併することにより，予後が不良になるばかりか手術すら難しくなってしまいます．機能性MRの場合

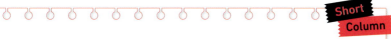

心不全はあらゆる心疾患の終末像である

「心不全はあらゆる心疾患の終末像である」と言われるように，MR以外の弁膜症であっても虚血性心疾患であっても不整脈であっても病気が進行すれば，心不全を発症し，予後を悪化させていきます．近年，循環器分野では多くの新しい治療法が開発・導入され，それぞれの疾患の予後が著しく改善したことで，以前は救えなかった重症の患者さんが長く生存できるようになりました．そして，先進国においては高齢者が増え，加齢に伴う心疾患も増えています．このような状況のなかで，さまざまな病態の先にある心不全の頻度が増えていることも事実です．今後，循環器内科医あるいは一般内科医にとって，心不全の重要性はますます高くなります．

には，そもそも心筋障害によって左室が拡大すること（左室リモデリング）でMRが発生します．そして，MRによって左室の容量負荷が増大し，さらに左室リモデリングが進行します．左室リモデリングが進行すれば，機能性MRもさらに悪化する……というサイクルに陥っていくのです．

　左室機能障害や心不全そのものを治療できなくても，悪循環を助長するMRを止めることで，患者さんの予後を改善できるのではないかというのが，MRに対する外科手術や次章以降でお話する経カテーテル僧帽弁治療のコンセプトになります．

治したいけど治せない！
Unmet medical needs!

　MRの存在が患者さんの予後，特に左室機能障害や心不全を合併した症例の予後を大きく悪化させることがわかりました．それにもかかわらず，第1

章で述べたように本来治療が必要な重症 MR であっても，僧帽弁外科手術が行われる症例は少数です（第 1 章 図19 参照・25 ページ）．特に元来，左室機能障害や心不全に伴って発生する機能性 MR の症例で僧帽弁外科手術は 16％しか行われていないという報告もあります[53]．心不全患者さんにおける MR の存在は，治療したくても治療できない病態です．

このような患者さんでは，重症の MR に対して適切な治療を行うことができず，入退院を繰り返しながら，次第に心機能も全身状態も悪化していくという負のサイクルに陥っていきます．慢性心不全患者さんの予後は急性心不全のエピソードを繰り返しながら増悪していくことが報告されており（図28）[54]，MR を治療することによってこの負のサイクルを止めることができないかが模索されてきました（図29, 30）．

第 2 章冒頭でも述べた通り，MR は心不全治療のアキレス腱とも言える病態であり，私が MR への低侵襲カテーテル治療に興味を持ったのは，このような患者さんに何かもっと有効な治療法がないかと考えたことがきっかけでした．

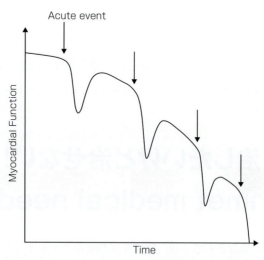

図28 慢性心不全の予後は急性心不全イベントを繰り返しながら増悪していく（文献54より）

次章からはいよいよMR, そして心不全に対する画期的な治療として期待されるMitraClip, さらには今後，次々に登場してくることが予想されるMRの治療デバイスについて取り上げたいと思います.

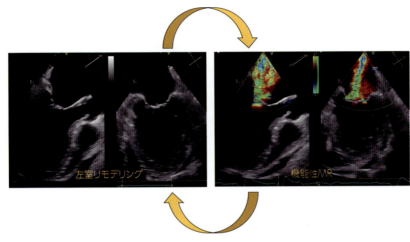

図29 左室リモデリングと機能性MRは悪循環のサイクルを形成している

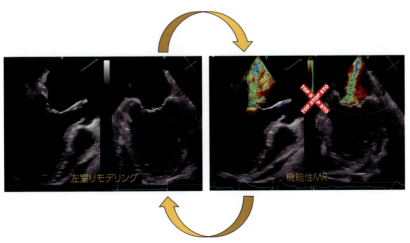

図30 機能性MRを治療することで, 悪循環を断ち切ることができる?

〈参考文献〉
1) Zuppiroli A, et al. Natural history of mitral valve prolapse. Am J Cardiol. 75, 1995, 1028-32.
2) Avierinos JF, et al. Natural history of asymptomatic mitral valve prolapse in the community. Circulation. 106, 2002, 1355-61.
3) Flack JM, et al. Anthropometric and physiologic correlates of mitral valve prolapse in a biethnic cohort of young adults: The cardia study. Am Heart J. 138, 1999, 486-92.
4) Freed LA, et al. Prevalence and clinical outcome of mitral-valve prolapse. N Engl J Med. 341, 1999, 1-7.
5) Kim S, et al. Relationship between severity of mitral regurgitation and prognosis of mitral valve prolapse: echocardiographic follow-up study. Am Heart J. 132, 1996, 348-55.
6) Enriquez-Sarano M, et al. Progression of mitral regurgitation: a prospective Doppler echocardiographic study. J Am Coll Cardiol. 34, 1999, 1137-44.
7) Nishimura RA, et al. 2014 AHA/ACC guideline for the management of patients with valvular heart disease: executive summary: a report of the American College of Cardiology/American Heart Association Task Force on Practice Guidelines. J Am Coll Cardiol. 63, 2014, 2438-88.
8) Enriquez-Sarano M, et al. Echocardiographic prediction of survival after surgical correction of organic mitral regurgitation. Circulation. 90, 1994, 830-7.
9) Song JM, et al. Echocardiographic predictors of left ventricular function and clinical outcomes after successful mitral valve repair: conventional two-dimensional versus speckle-tracking parameters. Ann Thorac Surg. 91, 2011, 1816-23.
10) Suri RM, et al. Recovery of left ventricular function after surgical correction of mitral regurgitation caused by leaflet prolapse. J Thorac Cardiovasc Surg. 137, 2009, 1071-6.
11) Tribouilloy C, et al. Predicting left ventricular dysfunction after valve repair for mitral regurgitation due to leaflet prolapse: additive value of left ventricular end-systolic dimension to ejection fraction. Eur J Echocardiogr. 12, 2011, 702-10.
12) Ling LH, et al. Early surgery in patients with mitral regurgitation due to flail leaflets: a long-term outcome study. Circulation. 96, 1997, 1819-25.
13) Ling LH, et al. Clinical outcome of mitral regurgitation due to flail leaflet. N Engl J Med. 335, 1996, 1417-23.
14) Tribouilloy CM, et al. Impact of preoperative symptoms on survival after surgical correction of organic mitral regurgitation: rationale for optimizing surgical indications. Circulation. 99, 1999, 400-5.
15) Enriquez-Sarano M, et al. Quantitative determinants of the outcome of asymptomatic mitral regurgitation. N Engl J Med. 352, 2005, 875-83.
16) Grigioni F, et al. Ischemic mitral regurgitation: long-term outcome and prognostic implications with quantitative Doppler assessment. Circulation. 103, 2001, 1759-64.
17) Koelling TM, et al. Prognostic significance of mitral regurgitation and tricuspid regurgitation in patients with left ventricular systolic dysfunction. Am Heart J. 144, 2002, 524-9.
18) Trichon BH, et al. Relation of frequency and severity of mitral regurgitation to survival among patients with left ventricular systolic dysfunction and heart failure. Am J Cardiol. 91, 2003, 538-43.
19) Bursi F, et al. Prognostic implications of functional mitral regurgitation according to the severity of the underlying chronic heart failure: a long-term outcome study. Eur J Heart Fail. 12, 2010, 382-8.
20) Rossi A, et al. Independent prognostic value of functional mitral regurgitation in patients with heart failure. A quantitative analysis of 1256 patients with ischaemic and non-ischaemic dilated cardiomyopathy. Heart. 97, 2011, 1675-80.

21) Kaneko H, et al. Prevalence and the long-term prognosis of functional mitral regurgitation in Japanese patients with symptomatic heart failure. Heart Vessels. 29, 2014, 801-7.
22) Kaneko H, et al. Functional mitral regurgitation and left ventricular systolic dysfunction in the recent era of cardiovascular clinical practice, an observational cohort study. Hypertens Res. 37, 2014, 1082-7.
23) Kajimoto K, et al. Functional mitral regurgitation at discharge and outcomes in patients hospitalized for acute decompensated heart failure with a preserved or reduced ejection fraction. Eur J Heart Fail. 18, 2016, 1051-9.
24) Wada Y, et al. Prognostic impact of Functional Mitral Regurgitation in Patients Admitted With Acute Decompensated Heart Failure. Circ J. 80, 2016, 139-47.
25) Lancellotti P, et al. Determinants of exercise-induced changes in mitral regurgitation in patients with coronary artery disease and left ventricular dysfunction. J Am Coll Cardiol. 42, 2003, 1921-8.
26) Lancellotti P, et al. Prognostic importance of exercise-induced changes in mitral regurgitation in patients with chronic ischemic left ventricular dysfunction. Circulation. 108, 2003, 1713-7.
27) Piérard LA, et al. The role of ischemic mitral regurgitation in the pathogenesis of acute pulmonary edema. N Engl J Med. 351, 2004, 1627-34.
28) Seneviratne B, et al. Effect of captopril on functional mitral regurgitation in dilated heart failure: a randomised double blind placebo controlled trial. Br Heart J. 72, 1994, 63-8.
29) Lowes BD, et al. Effects of carvedilol on left ventricular mass, chamber geometry, and mitral regurgitation in chronic heart failure. Am J Cardiol. 83, 1999, 1201-5.
30) Capomolla S, et al. Beta-blockade therapy in chronic heart failure: diastolic function and mitral regurgitation improvement by carvedilol. Am Heart J. 139, 2000, 596-608
31) Trichon BH, et al. Secondary mitral and tricuspid regurgitation accompanying left ventricular systolic dysfunction: is it important, and how is it treated? Am Heart J. 144, 2002, 373-6.
32) Agricola E, et al. Long-term prognosis of medically treated patients with functional mitral regurgitation and left ventricular dysfunction. Eur J Heart Fail. 11, 2009, 581-7.
33) Breithardt OA, et al. Acute effects of cardiac resynchronization therapy on functional mitral regurgitation in advanced systolic heart failure. J Am Coll Cardiol. 41, 2003, 765-7
34) Abraham WT, et al. Cardiac resynchronization in chronic heart failure. N Engl J Med. 346, 2002, 1845-53.
35) Cleland JG, et al. The effect of cardiac resynchronization on morbidity and mortality in heart failure. N Engl J Med. 352, 2005, 1539-49.
36) van Bommel RJ, et al. Cardiac resynchronization therapy as a therapeutic option in patients with moderate-severe functional mitral regurgitation and high operative risk. Circulation. 124, 2011, 912-9.
37) Diodato MD, et al. Repair of ischemic mitral regurgitation does not increase mortality or improve long-term survival in patients undergoing coronary artery revascularization: a propensity analysis. Ann Thorac Surg. 78, 2004, 794-9.
38) Wong DR, et al. Long-term survival after surgical revascularization for moderate ischemic mitral regurgitation. Ann Thorac Surg. 80, 2005, 570-7.
39) Mihaljevic T, et al. Impact of mitral valve annuloplasty combined with revascularization in patients with functional ischemic mitral regurgitation. J Am Coll Cardiol. 49, 2007, 2191-201.
40) Smith PK, et al. Surgical treatment of moderate ischemic mitral regurgitation. N Engl J Med. 371, 2014, 2178-88.
41) Michler RE, et al. Two-Year Outcomes of Surgical Treatment of Moderate Ischemic Mitral Regurgitation. N Engl J Med. 374, 2016, 1932-41.

42) Fattouch K, et al. POINT: Efficacy of adding mitral valve restrictive annuloplasty to coronary artery bypass grafting in patients with moderate ischemic mitral valve regurgitation: a randomized trial. J Thorac Cardiovasc Surg. 138, 2009, 278-85.
43) Chan KM, et al. Coronary artery bypass surgery with or without mitral valve annuloplasty in moderate functional ischemic mitral regurgitation: final results of the Randomized Ischemic Mitral Evaluation (RIME) trial. Circulation. 126, 2012, 2502-10.
44) Deja MA, et al. Influence of mitral regurgitation repair on survival in the surgical treatment for ischemic heart failure trial. Circulation. 125, 2012, 2639-48.
45) Bach DS, et al. Early improvement in congestive heart failure after correction of secondary mitral regurgitation in end-stage cardiomyopathy. Am Heart J. 129, 1995, 1165-70.
46) Bolling SF, et al. Intermediate-term outcome of mitral reconstruction in cardiomyopathy. J Thorac Cardiovasc Surg. 115, 1998, 381-6.
47) Chen FY, et al. Mitral valve repair in cardiomyopathy. Circulation. 98, 1998, II124-7.
48) Wu AH, et al. Impact of mitral valve annuloplasty on mortality risk in patients with mitral regurgitation and left ventricular systolic dysfunction. J Am Coll Cardiol. 45, 2005, 381-7.
49) Acker MA, et al. Mitral-valve repair versus replacement for severe ischemic mitral regurgitation. N Engl J Med. 370, 2014, 23-32.
50) Goldstein D, et al. Two-Year Outcomes of Surgical Treatment of Severe Ischemic Mitral Regurgitation. N Engl J Med. 374, 2016, 344-53.
51) Vassileva CM, et al. Meta-analysis of short-term and long-term survival following repair versus replacement for ischemic mitral regurgitation. Eur J Cardiothorac Surg. 39, 2011, 295-303.
52) Rao C, et al. Mitral valve repair or replacement for ischaemic mitral regurgitation: a systematic review. Heart Lung Circ. 20, 2011, 555-65.
53) Bach DS, et al. Failure of guideline adherence for intervention in patients with severe mitral regurgitation. J Am Coll Cardiol. 54, 2009, 860-5.
54) Gheorghiade M, et al. Pathophysiologic targets in the early phase of acute heart failure syndromes. Am J Cardiol. 96, 2005, 11G-17G.

第3章

MR治療の新たな展開

低侵襲カテーテル治療を MRにも

　社会の高齢化に伴って僧帽弁閉鎖不全症（mitral regurgitation：MR）の有病率が高まっていること（ 図1 ）[1]，その一方で器質性 MR に対しても機能性 MR に対しても僧帽弁外科手術が十分に行えていないこと（ 図2 ）[2] を述べてきました．このような状況で，外科手術が困難な MR 症例に対して低侵襲のカテーテル治療を活かせないかとの期待が高まっています．

　第1章でも述べましたが，現在の状況は大動脈弁狭窄症（aortic stenosis：AS）に対して経カテーテル大動脈弁植込み術（transcatheter aortic valve implantation：TAVI）が導入されたときの状況と非常によく似ています．

　そこでまずは，重症 AS に対して TAVI がどのように導入されていったのかをエビデンスの確立，そしてデバイスの進歩の点から振り返ってみたいと思います．

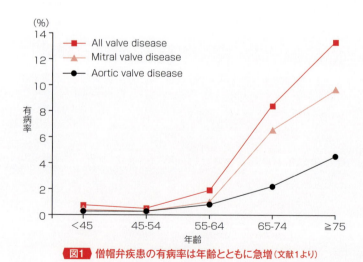

図1　僧帽弁疾患の有病率は年齢とともに急増（文献1より）

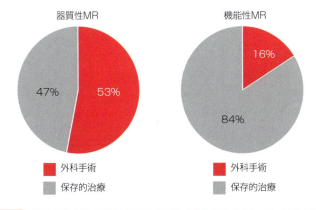

図2 重症MRに対して僧帽弁外科手術は十分に行われていない（文献2より）

TAVIの歴史を振り返る

　TAVIの導入期には，重症ASの3割以上の症例で外科手術が行われていないことが大きな問題として考えられていました[3-6]．このような状況で2000年代初頭にTAVIが導入されて以降，TAVIの症例数は急増しています．

　特に私が現在働いているドイツはTAVIの浸透率が世界で最も高く（図3）[7]，TAVIの施行件数は図4のように劇的に上昇し，2013年にはすでに外科大動脈弁置換術（surgical aortic valve replacement：SAVR）の件数を上回っています[8]．

　このようなTAVIの急速な普及には，確固たるエビデンスが構築されたことが大きく貢献しています．外科手術不能な重症AS症例におけるTAVIと従来の内科的治療のRandomized比較試験であるPARTNER I Cohort B試験では，内科的治療に対するTAVIの圧倒的な優位性が証明されました（図5）[9]．総死亡に対するnumber needed to treat（NNT）5はST上昇型

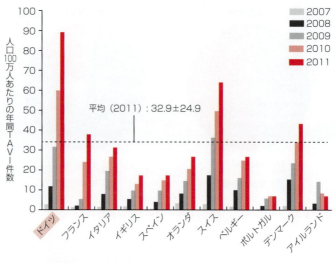

図3 ヨーロッパ各国におけるTAVIの浸透率（文献7より）

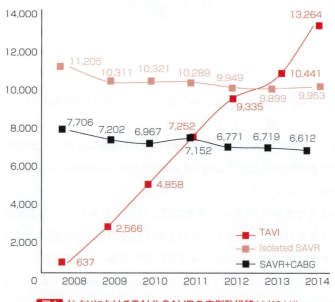

図4 ドイツにおけるTAVI, SAVRの症例数推移（文献8より）

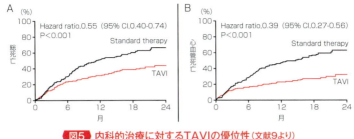

図5 内科的治療に対するTAVIの優位性(文献9より)

外科手術不能の重症AS症例において，TAVIは内科的治療に対して圧倒的な優位性を示した（PARTNER Ⅰ Cohort B試験）

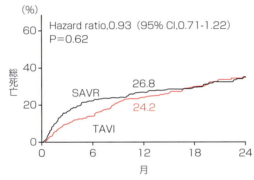

図6 外科高リスクの重症AS症例に対するTAVIとSAVRの比較(文献10より)

外科高リスクの重症AS症例に対してTAVIはSAVRと同等の有用性を示した（PARTNER Ⅰ Cohort A試験）

心筋梗塞に対するカテーテル治療にも匹敵するもので，この治療のインパクトの大きさを物語っています．さらに外科手術高リスクの重症AS症例におけるTAVIとSAVRのRandomized比較試験であるPARTNER Ⅰ Cohort A試験では，TAVIとSAVRについて術後の生命予後が同等であることが示され（図6）[10]，この頃からTAVIは外科手術高リスクの重症ASにおける標準的治療として確立されました．さらにメドトロニック社のCoreValveを用いたRandomized比較試験では，外科手術高リスクの重症AS症例に対して，TAVIのほうがSAVRよりも生命予後が優れていることが2014年に

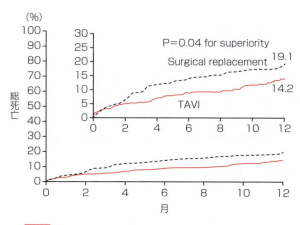

図7 CoreValveを用いたTAVIの生命予後（文献11より）

外科高リスクの重症AS症例に対してCoreValveを用いたTAVIはSAVRと比較して生命予後が優った

報告されました（**図7**）[11]．TAVIがSAVRに生命予後で優るという初めての報告であり，これによってTAVIの普及はさらに加速しました．

そして2016年3月に米国シカゴで開催された米国心臓病学会（American College of Cardiology：ACC2016）では，外科中等度リスクの重症AS症例における，TAVIとSAVRの治療成績を比較したPARTNER 2A試験，そしてPARTNER 2A試験においてSAVRが行われた群と，次世代デバイスであるSAPIEN 3を用いてTAVIが行われた群のプロペンシティスコア解析の結果がLate Breaking Clinical Trials Sessionで発表され，大きな注目を集めました．

PARTNER 2A試験では，外科中等度リスク（平均年齢82歳，平均STSスコア5.8%）の重症AS患者が対象となりましたが，TAVIはSAVRと比べ非劣性であることが示され（**図8**），さらに経大腿動脈（transfemoral：TF）アプローチのTAVI群においては，死亡および脳卒中を合わせた複合エンドポイントで，SAVRよりも良好な成績でした（**図9**）[12]．そして，PARTNER 2A試験のSAVR群と，SAPIEN 3を用いてTAVIを行っ

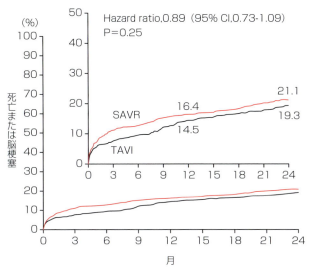

図8 外科中等度リスクの重症AS症例を対象としたTAVIとSAVRの比較（文献12より）

外科中等度リスクの重症AS症例を対象としたPARTNER 2A 試験で，TAVIとSAVRの予後は同等であることが示された

たPARTNER 2 SAPIEN 3群でプロペンシティスコア解析を行った結果，SAPIEN 3を用いて行ったTAVIのSAVRに対する優位性が示されました[13]．この結果，TAVIの適応は外科中等度リスクにまで拡大されることになりました．

エビデンスの確立と同様に，TAVIの普及において重要な役割を果たしているのがデバイスの進化です．黎明期のTAVIで用いられた第1世代のSAPIEN（エドワーズライフサイエンス社）では，デバイスは20Frを越える大口径でした．そのため，これにより大血管や穿刺部の合併症が非常に多く，また大腿動脈アプローチが選択できず心尖部アプローチとなる症例も数多く存在しました．

しかし，図10に示すようにエドワーズライフサイエンス社のSAPIENについては第2世代のSAPIEN XTが16〜20Fr，そして第3世代のSAPIEN 3が14Fr（29mmのみ16Fr）とデバイスが大幅に小径化されました．

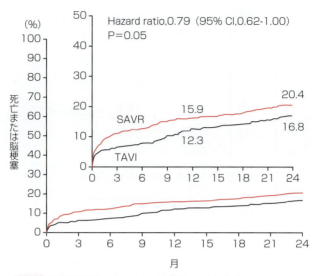

図9 経大腿動脈アプローチのTAVIとSAVRの比較(文献12より)

外科中等度リスクの重症AS症例を対象としたPARTNER 2A 試験で，経大腿動脈アプローチのTAVIはSAVRよりも良好な成績を示した

　これに伴って血管合併症は著しく減少し，大腿動脈アプローチを選択できる症例が増加しています．

　図11 に示すのは，当院における大腿動脈アプローチと心尖部アプローチの件数の推移です．2014年2月にSAPIEN 3がCEマークを取得し当院に導入されてから，(デバイスが小径化されたことで) 大腿動脈アプローチのTAVIが急増し，一方で心尖部アプローチのTAVIは減少していることがわかります．現在はTAVIの約9割が大腿動脈アプローチで行われるようになり，より安全で低侵襲なTAVIを患者さんに提供できるようになりました．

　ただ，TAVIの大きな弱点として術後の大動脈弁逆流が挙げられます[14-16]．SAPIEN 3は **図12** のように弁周囲にスカートを付けることによって，術後の大動脈弁逆流を減少させることを目指しました．**図13** に示す

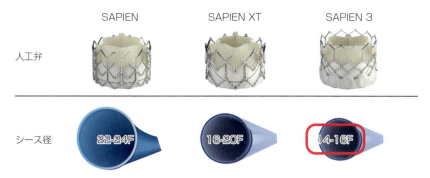

図10 小径化が進むSAPIENシリーズ（画像提供：エドワーズライフサイエンス社）

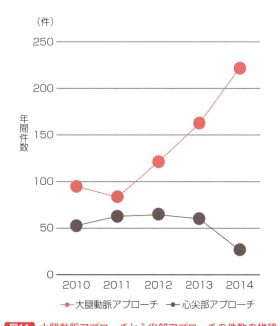

図11 大腿動脈アプローチと心尖部アプローチの件数の推移
2014年のSAPIEN 3導入以降，大腿動脈アプローチのTAVIが急増している

ように従来のSAPIENあるいはSAPIEN XTを使ったTAVIと比較して，SAPIEN 3を用いたTAVIでは術後の大動脈弁逆流は90％以上の症例で軽

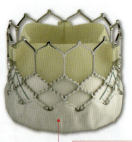

大動脈弁逆流を予防するスカート

図12 弁周囲にスカートを付けたSAPIEN 3
（画像提供：エドワーズライフサイエンス社）

SAPIEN 3では大動脈弁逆流を予防するスカートがデバイスに装着されている

度以下であり[13]，大動脈弁逆流の頻度が著しく低下していることがわかります．また，これまでの臨床研究では軽度の大動脈弁逆流であっても予後を悪化させる可能性が示唆されてきましたが，本試験では軽度の大動脈弁逆流は予後を悪化させないことが示されており，この点もこれまでのデバイスと比較して大きな進歩です．弁輪石灰化が高度な症例における術後の大動脈弁逆流など課題は残りますが[17]，SAPIEN 3の登場によってTAVIの大きな弱点が一つ解消されたと言えると思います．SAPIEN 3については，その後も短期[18]そして術後1年[19]と次々に良好な臨床成績が報告され，SAPIEN 3はTAVIにおける標準デバイスとしての地位を確立しました．

このように臨床エビデンス，そしてデバイスの進化が両輪となってTAVIの急速な普及を支えています．現在，米国においては外科手術低リスクの重症AS症例に対するTAVIとSAVRのRandomized比較試験であるPARTNER 3試験が進行中です．TAVI治療群で用いられるデバイスはSAPIEN 3であり，TAVI治療群についてはかなり良好な成績が予想されます．そして，その結果次第では外科手術高リスクから低リスクまですべての重症ASに対する標準治療がTAVIとなり，SAVRを受けるのはTAVIが解剖学的に難しい症例の場合だけという時代が来るかもしれません．また，デバイスについても，

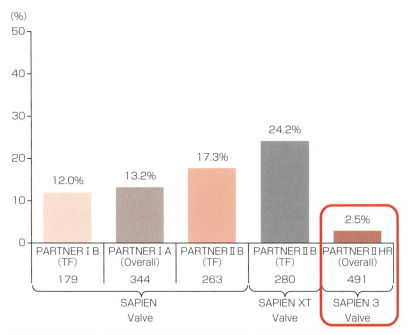

図13 SAPIEN/SAPIEN XT/SAPIEN 3留置後の中等度以上大動脈弁逆流の発生率
（資料提供：エドワーズライフサイエンス社）

　エドワーズライフサイエンス社のSAPIEN 3だけでなく，CoreValveの次世代デバイスであるEvolut R（メドトロニック社），さらにはPortico（セント・ジュード・メディカル社／アボット バスキュラー社），Lotus（ボストン・サイエンティフィック社）などの新世代デバイスが次々に導入されており，さらに低侵襲で安全な治療が確立されていくものと期待されます（図14）．

　もちろんTAVIの急速な普及に伴って，この治療の問題点も明らかになってきています．

　当院でも，ニューデバイスとして期待されたDirect Flowが変形して再狭窄を起こし再治療が必要になった症例[20]や，治療直後に重症冠動脈攣縮を発症し心肺停止となった症例[21]，そして最近大きな懸念となっているデバイス血栓によって冠動脈閉塞を発症した症例[22]など，困難な症例を数多く

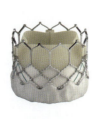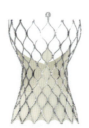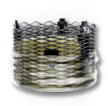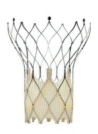

図14 ニューデバイスの登場がTAVIの導入を後押しする

左からSAPIEN 3（エドワーズライフサイエンス社），Evolut R（メドトロニック社），Lotus（ボストン・サイエンティフィック社），Portico（セント・ジュード・メディカル社／アボットバスキュラー社）

経験しています．一方で，これまでTAVIによる治療が困難だと思われていた大動脈二尖弁による重症ASに対するTAVIも，ニューデバイスによって安全性が向上していることが当院も参加した多施設レジストリーで報告されています[23]．このことから，上記のようなさまざまな問題点もエビデンスの蓄積とデバイスのさらなる進化によって解決される可能性が高いと考えています．

近年ではTAVIはASのみならずARの治療にも応用されています．ASと比較してARの症例は，大動脈弁の石灰化が少なくデバイス留置が困難です．当院においても人工弁が左室内に脱落し，最終的には2つの人工弁を用いて治療した症例[24]を経験していますが，すでにヨーロッパの実臨床においてTAVIは外科手術の困難なAR症例のオプションとして認識されており，今後の展開が注目される領域です．

このように従来は治療法のなかった症例（unmet medical needs）に低侵襲の画期的治療法が導入され，エビデンスの確立とデバイスの進化によって，大きく適応が広がっていった成功例がTAVIであると言うことができます．

そしてついに，MRに対しても低侵襲のカテーテル治療が行われるようになってきました．以下では，MRの低侵襲カテーテル治療デバイスの代表格であるMitraClipについて詳しく考えてみたいと思います．

外科手術を
カテーテルで再現する！

　MRに対するカテーテル治療においては，全世界で約50種類ものデバイスが開発中ですが，現時点で臨床エビデンスが最も豊富で，臨床への応用が進んでいるのがMitraClip（アボット バスキュラー社）による僧帽弁形成術です．

　イタリアの心臓外科医であるAlfieriは，1991年にMRに対して，僧帽弁前尖・後尖を縫合し，二口の僧帽弁を形成することで，MRの減少・改善を目指すEdge-to-Edgeテクニック（Alfieri手術）（図15）を開発しました[25, 26]．

　MitraClip（図16）はカテーテルによって誘導したクリップを用いて，前尖・後尖を架橋することで，Alfieri手術を再現します（図17）．具体的には図18のように，大腿静脈から心房中隔穿刺を行って右房から左心系にアプローチし，前尖・後尖をクリップで把持し，二口の弁口（double orifice）を作ることでMRの減少を目指します．

　MitraClipの特徴を図19にまとめました．僧帽弁外科手術では，全身麻酔下で開胸を行いますが，MitraClipは外科手術と同様に全身麻酔下で行うものの，開胸や人工心肺は必要としません．また，大腿静脈アプローチの手技であるため，動脈アプローチの手技と比較して血管合併症や脳卒中などのリスクが低くなります．すなわち，外科手術と比較して非常に低侵襲であることがMitraClipの最大の特徴です．このことから，これまでは僧帽弁外科手術の適応とならなかったような，外科手術リスクの高いMRの症例においてMitraClipは新たな治療オプションとして期待されています．MitraClipでは右房から左房にアプローチする際に心房中隔穿刺を要します．後述しますが，心房中隔の穿刺位置はMitraClipの手技の成否にも関わるため，非常に重要なステップになります．MitraClipにおいては経食道心エコー

第3章　MR治療の新たな展開

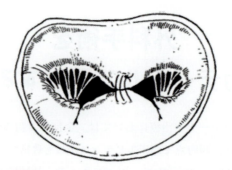

図15 Alfieri手術（Edge-to-Edgeテクニック）
僧帽弁の前尖・後尖のmiddle scallopを縫合することで二口の僧帽弁を作成し，MRを減少させる（転載元：http://www.shinzougekashujutsu.com/web/2014/02/mclip.html）

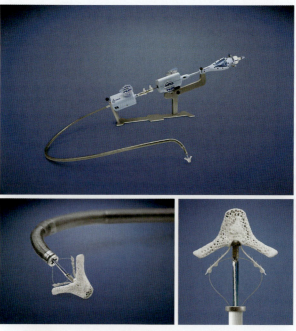

図16 MitraClip（画像提供：アボット バスキュラー社）

(transesophageal echocardiography：TEE）の役割が非常に大きいことも特徴の一つです．術者はエコー医が描出したTEEを正確に理解し，手技に反映することが求められます．同時にエコー医もMitraClipの手技を理解したうえで，術者に的確な助言をすることが必要です．

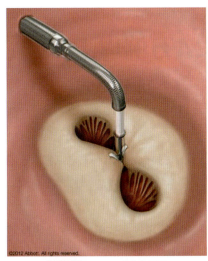

図17 Alfieri手術を再現
（画像提供：アボット バスキュラー社）
クリップによって僧帽弁前尖・後尖を架橋し，double orificeを作成する

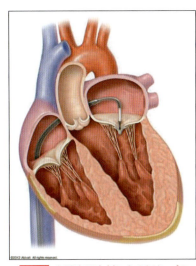

図18 心房中隔穿刺によるクリップの僧帽弁へのアプローチ
（画像提供：アボット バスキュラー社）

Alfieri手術誕生秘話

余談ですが，Alfieriは心房中隔欠損症の手術中に偶然，僧帽弁前尖・後尖が先天的に癒合している症例を発見しました．そして前尖・後尖が癒合しているにもかかわらず，僧帽弁狭窄症をきたしていないことから，MRに対して外科的に前尖・後尖を縫合しても僧帽弁狭窄症を起こすことなく，MRを減少させることができるのではないかと着想したそうです．

> ✓ 外科 Alfieri 手術をカテーテルで再現　✓ 人工心肺を使用しない
> ✓ 大腿静脈アプローチ　✓ 心房中隔穿刺が重要
> ✓ 経食道心エコーガイド手技

図19 MitraClipの特徴

全世界ですでに4万例以上！MitraClipに注目

　MitraClip は2008年にヨーロッパでCEマークを，そして2013年には米国でFDA承認（米国では器質性MRに対してのみ）を取得して以降，急激に症例数を伸ばし，2017年1月現在，全世界ですでに40,000例以上の治療が行われています（**図20**）．

　図21 に，2016年末の時点でMitraClipが使用可能な国（2017年1月時点で89カ国）を示します．ご覧いただけるように欧米を含む先進国のほとんどでMitraClipが使用可能であるにもかかわらず，日本では残念ながらまだにMitraClipの承認が得られていません．2016年に国内治験（AVJ-514）はすでに終了しており，一日も早い導入が待たれるところです．

　ヨーロッパでのMitraClipの現状ですが，TAVIと同様にMitraClipについてもドイツで最も多くの治療が行われています．ドイツではヨーロッパのMitraClip症例の7割以上が行われており，日本の今後を占ううえでも参考になります．

　ドイツにおける僧帽弁外科手術数の推移を **図22** にまとめました．2008年以降，僧帽弁置換術は年間2,000例程度で大きな変化はみられません．一方で僧帽弁形成術が漸増しており，2015年の僧帽弁外科手術数は年間6,000例程度となっています．

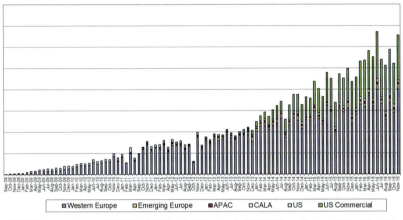

図20 MitraClipの症例数は全世界で急増している（画像提供：アボット バスキュラー社）

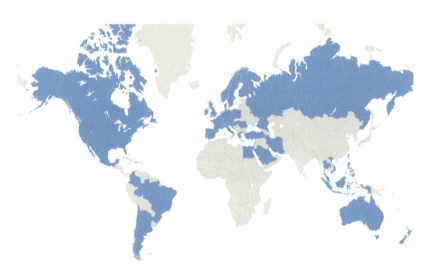

図21 MitraClipが使用可能な国（資料提供：アボット バスキュラー社）

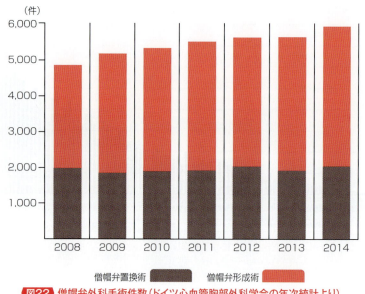

図22 僧帽弁外科手術件数(ドイツ心血管胸部外科学会の年次統計より)

次に MitraClip の症例数を 図23 に示します．ドイツにおける MitraClip の症例数は 2013 年から 2015 年のわずか 2 年間で倍増し，2015 年には 5,000 件を越え，図22 に示した僧帽弁外科手術数に迫っています．本来は手術が必要な MR の症例でも約半数で手術が行われていないこと[2, 27]を考えると，これまで外科手術が行えなかった MR 症例の治療に対して，MitraClip が大きく貢献していると考えることができます．

MitraClipのガイドラインにおける位置付け

MitraClip が欧米，特にヨーロッパの実臨床で多く用いられていることを述べました．その一方で MitraClip のガイドライン上の推奨度はそれほど高

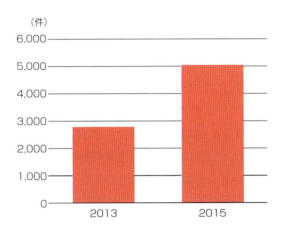

図23 ドイツにおけるMitraClip施行件数（資料提供:アボット バスキュラー社）

くありません．

　ESC/EACTS ガイドライン 2012 においては器質性・機能性 MR ともに Class Ⅱb[28]，そして AHA/ACC ガイドライン 2014 でも器質性 MR に対して Class Ⅱb[29] に留まっています．米国においては 2013 年に FDA 承認を取得したものの適応は器質性 MR に対してのみとなっていて，機能性 MR についての言及はありません．一方，第 4 章で詳しく述べますが，実臨床を反映したヨーロッパの大規模レジストリーにおいては，MitraClip の治療対象となる症例の 7 割以上が機能性 MR です[30, 31]．しかしながら，2016 年に改訂された欧州心臓病学会の心不全ガイドラインにおいても機能性 MR に対する MitraClip の適応は，"In patients with HF with moderate-severe, secondary mitral regurgitation who are judged inoperable or at high surgical risk, percutaneous mitral valve intervention（percutaneous edge-to-edge repair）*may be considered* in order to improve symptoms and quality of life, although no RCT evidence of improvement has been published, only registry studies.（Randomized 比較試験はこれまで発表されておらずレジストリー研究のみではあるが，手術不可能あるいは手術の

ハイリスクと考えられた中等度から高度の二次性 MR〔機能性 MR〕の症例において，経皮的僧帽弁インターベンション〔経皮的 Edge-to-Edge 僧帽弁形成術＝MitraClip〕は症状や QOL を改善させるために*考慮されてもよい*)"と記載されるに留まっています[32]．やはり，Randomized 比較試験で治療効果が明らかになるまでは，機能性 MR であっても MitraClip がガイドライン上で高い推奨度を得ることは難しいようです．機能性 MR に対する MitraClip の有効性については，至適薬物治療群と至適薬物治療に加えて MitraClip を行う群の Randomized 比較試験が米国（COAPT 試験）およびヨーロッパ（RESHAPE-HF2 試験）で進行中であり，この結果によって機能性 MR に対する MitraClip のガイドライン上の位置付けも変化するものと思われます．

MitraClipの構造

さて，いよいよ MitraClip の手技について説明を始めたいと思います．

まず MitraClip のシステム全体を 図24A に示します．MitraClip のシステムは複雑でパーツごとの操作を覚えるのも大変ですが，しばしお付き合いください．

MitraClip は，

- 心房中隔を通って左房に到達するスティーラブル・ガイドカテーテル（steerable guide catheter：SGC）（ 図25 ）
- SGC を介して僧帽弁にアプローチし，先端にクリップが装着されているクリップ・デリバリーシステム（clip delivery system：CDS）（ 図26 ）

の2つの部分で構成されます．各パーツの名称は 図24B を参照ください．

各パーツの役割について以下に説明します．

まずSGCですが，SGCハンドルの＋/－ノブ（ 図27 ）を用いることで，SGC先端部分の屈曲を変えることができます．＋に回すことで屈曲はより強くなり，－に回すことで屈曲は弱くなりSGC先端が真っ直ぐに近くなります．

そして， 図28 のSGCハンドルを時計方向に回すことでposterior（後方），

A システム全体像

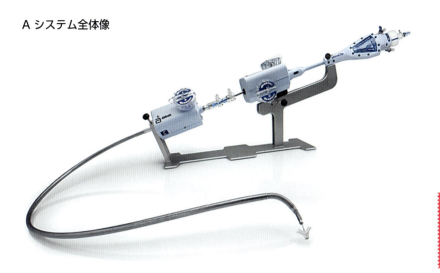

B システム各部の名称

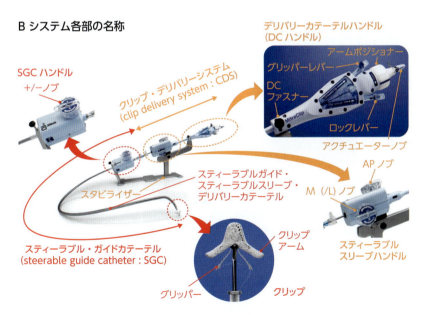

図24 MitraClipデバイス（画像提供：アボット バスキュラー社）

反時計方向に回すことでanterior（前方）にSGC先端が回転します．

続いてCDSについて説明します．

スティーラブルスリーブハンドルのM（/L）ノブ（図29）を操作することで（medial/lateral）CDS先端のクリップをmedial（内側）およびlateral（外側）に動かすことができます．ただしM（/L）ノブについてはM方向に回すのみで，neutral positionからL方向には回転できません．もちろん，一度M方向に回したMノブをneutralに戻す（Mノブを緩める）ことでmedial方向に動いたクリップをlateral方向に戻す操作は可能です．ちなみにスティーラブルスリーブハンドルにはもう一つのノブであるA/Pノブ（図29）がありますが，これは通常の操作では使用しません．

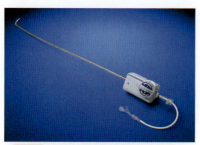

図25 Steerable guide catheter
（画像提供：アボット バスキュラー社）

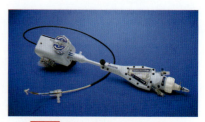

図26 Clip delivery system
（画像提供：アボット バスキュラー社）

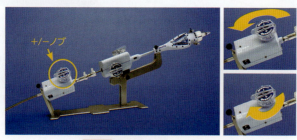

図27 SGCハンドル +/−ノブ
（画像提供：アボット バスキュラー社）

+/−ノブは，−に回すことで屈曲は弱くなりSGC先端が真っ直ぐに近くなり，+に回すことでSGC先端の屈曲はより強くなる

クリップはコバルト・クロムおよびニッケル・チタン製で表面はポリエステルで被われています（図33）.

クリップの開閉に関わる動作はすべてDCハンドル上で行われます（図34）.

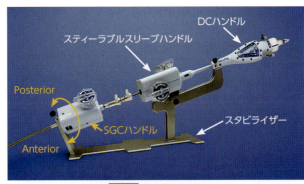

図28 SGCハンドル
（画像提供：アボット バスキュラー社）

SGCハンドルを時計方向に回すことでposterior，反時計方向に回すことでanteriorにSGC先端が回転する

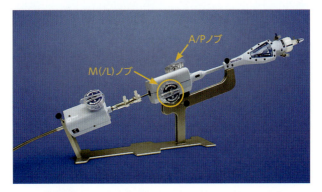

図29 スティーラブルスリーブハンドル M（/L）ノブ
（画像提供：アボット バスキュラー社）

M（/L）ノブを操作することで（medial/lateral）CDS先端をmedialおよびlateralに動かすことができる．M（/L）ノブはM方向に回すのみでL方向に回転を加えることは行わない．もちろん、一度M方向に回したMノブをneutralに戻す（Mノブを緩める）ことでlateral方向に操作することは可能．A/Pノブは通常の操作では使用しない

MitraClip の基本操作

MitraClip の基本操作に関しては以下を覚えておいてください．
- Anterior/posterior の操作（TEE LVOT view）：SGC ハンドル（ 図28 ）
- Medial/lateral の操作（TEE Bicommissural view）：M（/L）ノブ（ 図29 ） あるいはスタビライザー（ 図30 ）
- 手技においては TEE 画像を評価しながら進めることが重要です
- TEE では LVOT view と Bicommissural view が術前・術中ともに重要な view になります（ 図31 ， 図32 ）

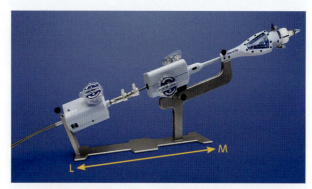

図30 スタビライザーによるmedial/lateralの操作
（画像提供：アボット バスキュラー社）

スタビライザーを引くことでmedialに，押すことでlateralにシステム全体を動かすことができる

　図34 のアームポジショナーによってクリップの2つのアーム（クリップアーム）が開閉されます．また，クリップの開閉にあたってはクリップのロックレバーとグリッパーの上げ下げを行うグリッパーレバーの操作も必要です．アームポジショナー，ロックレバー，グリッパーレバーの操作は後述します（ 図71 ）．
　クリップアームの幅は5mmで，2つのクリップアームを開くと20mmに広がります（ 図35 ）．クリップの2つのクリップアームの内側にはグリッ

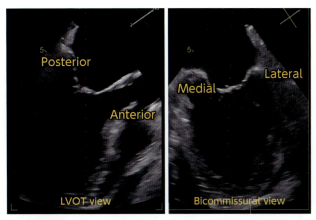

図31 TEE LVOT view / Bicommissural view

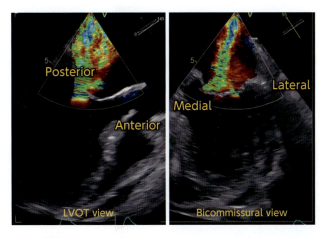

図32 TEE LVOT view / Bicommissural view

パーがあり（**図33**），グリッパーレバー（**図34**）によって操作されます．クリップアームが僧帽弁の前尖・後尖を捕捉するまではグリッパーは上げられた状態ですが，前尖・後尖がともにクリップアームに捕捉された段階でグリッパーを下げることで，前尖・後尖はクリップアームとグリッパーに挟まれ固定されます（**図36**）．

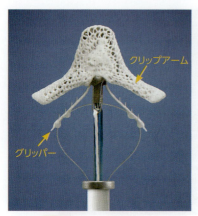

図33 MitraClipの先端
（画像提供：アボット バスキュラー社）

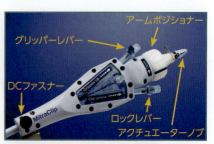

図34 DCハンドル（アームポジショナー，アクチュエーターノブ，ロックレバー，グリッパーレバー，DCファスナー）
（画像提供：アボット バスキュラー社）

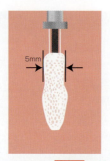

図35 クリップアームの開閉

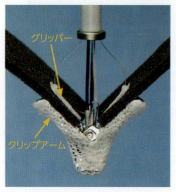

図36 クリップアームとグリッパーの間に捕捉された僧帽弁の前尖・後尖
（画像提供：アボット バスキュラー社）

茶色部分が弁尖（模型）．クリップアームが下から弁尖を支え，グリッパーが上から挟み込んでいる

MitraClip手技
ー豊富な画像で徹底解説!ー

　通常のカテーテル治療が透視画像を中心に行われるのに対し，MitraClipでは透視画像（術中は正面からの撮影のみで上下・左右に角度を変えることはほとんどありません）とともに術中の TEE が重要になります（図37）．術者は手技に習熟するとともに，TEE の読影，そして TEE の結果を手技に反映することを求められます．

　ここからは，MitraClip の手技の流れをポイントとなる画像とともに示したいと思います．図38 は，手技の流れの要点をまとめたものです．以下の説明と併せてご覧ください．

MitraClipの術前準備・大腿静脈穿刺

　MitraClip の手技では必ずしも Hybrid 手術室は必要とされません．一方でMitraClip の手技には術者（通常2名），看護師（通常2名），エコー医1名，麻酔科医1名と最低6名が加わります．さらに導入初期段階では，心臓外科医やアボット バスキュラー社の企業プロクターも手技をサポートすることになります（図39）．したがって，特に導入期には 10 名程度のスタッフが入ることのできる比較的大きめのカテーテル室で手技を行うことが望ましいと考えます．

　図40 に MitraClip の術前準備をまとめます．まず麻酔科医が全身麻酔導入・気管内挿管を行います．また手技中は長期にわたり TEE を挿入することになります．リフトは患者さんの胸骨中線（midsternal）より 80cm の位置に置きます（図41）．そして消毒処置（図42）に引き続き，外科手術と同様に清潔な布で全身を覆い準備が完了となります（図43）．術前の予防的抗生剤投与に関して明確な指針はありませんが，当施設も含めほとんどの施設で術前に予防的抗生剤投与（当院では Cefuroxim 1.5g）が行われています．

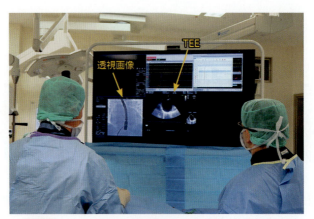

図37 MitraClipでは透視画像とTEEを用いて手技を行う

術前準備
- 全身麻酔・気管内挿管
- 経食道心エコー
- 大腿静脈アプローチ

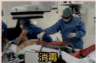
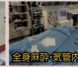
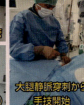
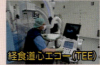

心房中隔穿刺
- TEEガイド
  (bicaval & short axis view)
- Posterior & Superior
- 心嚢液貯留・心タンポナーデに注意

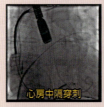
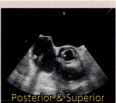

左房内へのアプローチ
- 24Fr SGCを左房へ
- CDSを左房へ(straddling position)

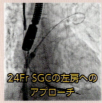
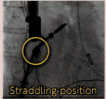

僧帽弁へのアプローチ(steering)
- TEE（Short axis, LVOT, Bicommissural view）
- Steeringの基本は"Mノブ＆posterior"
- クリップアームを180°に開いてperpendicular positionを確認（TEE 3D）

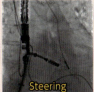
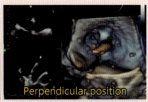

僧帽弁前尖・後尖把持
- TEEガイド（LVOT & Bicommissural view）
- クリップアームを120°に開いた状態で前尖・後尖を捕捉
- グリッパーを下ろして両弁尖を把持
- クリップアームを60°まで閉じる

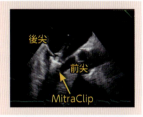

Leaflet Insertion Assessment
- 前尖・後尖の確実な把持（TEE LVOT view）
- Double orifice（TEE 3D）
- 弁尖の把持による弁尖の可動制限
- MRの減少
- →クリップアームを完全に閉じて，僧帽弁圧較差・MRの減少を確認

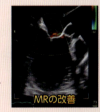
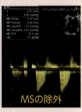

クリップのDeployment
- アームポジショナーをopenに回してもクリップアームが開かないことを確認（Establish Final Arm Angle）
- ロックラインの抜去
- アームポジショナーでもう一度クリップアームが開かないことを確認
- リリースピンを外し，アームポジショナーをopenに回す
- アクチュエーターノブを反時計方向に8回転
- アクチュエーターノブを引いてクリップをDeploy
- グリッパーラインを緩徐に抜去

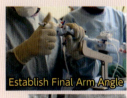
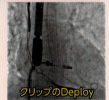

システム抜去・手技終了 or 2nd Clipへ

図38 MitraClip 手技の流れ

- 術者2名
- エコー医1名
- 麻酔科医1名
- 看護師2名
- 心臓外科医1名（導入期）
- アボット バスキュラー社 プロクター1名（導入期）

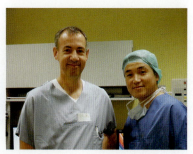

図39 MitraClipに携わるスタッフ

MitraClipでは術者2名のコミュニケーションが重要です．写真はNeuß医師（左）と筆者（右）

- 全身麻酔・気管内挿管
- TEE挿入
- 右大腿静脈アプローチであるが，必要に応じて左橈骨動脈穿刺，頸静脈穿刺，大腿動脈穿刺も行う
- 尿道カテーテル留置
- 予防的抗生剤投与
- 鼠径部（および緊急開胸に備えた）消毒
- リフトの設置

図40 MitraClip術前準備

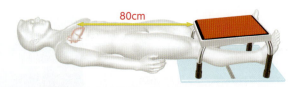

図41 リフトの設置（画像提供：アボット バスキュラー社）

リフトは胸骨中線から80cmの距離に置く

　TEEの準備（**図44**）に引き続き，大腿静脈穿刺（**図45**）から手技を開始します．MitraClipのアプローチは，通常は右の大腿静脈から行われます．MitraClipのシステムは24Fr（経中隔部分は22Fr）で，既存の大腿静脈アプローチのカテーテル手技のなかでは最も大型なデバイスの一つです．当院では動脈圧をモニターするため左橈骨動脈からPigTailカテーテルを挿入し，

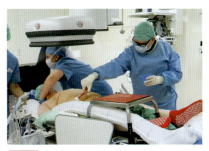
図42 穿刺部（鼠径部）を含めた全身の消毒

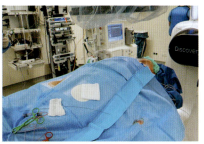
図43 清潔布をかけて準備完了

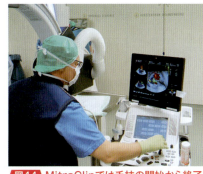
図44 MitraClipでは手技の開始から終了まで常にTEEを留置する

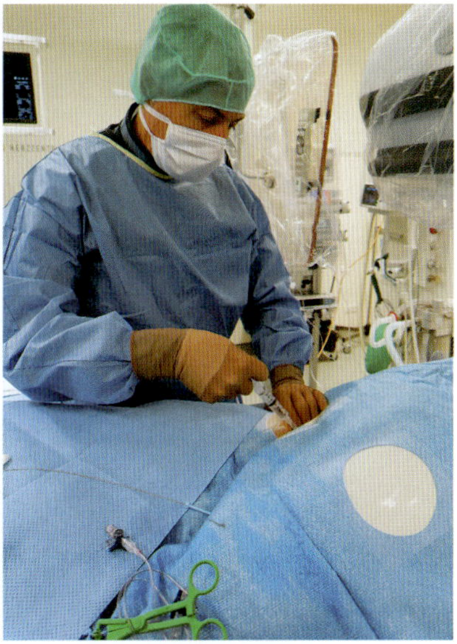

右心カテーテルが必要な場合には右内頸静脈をアプローチサイトとして用います．また観血的に左房・左室の圧較差を測定する際に

図45 大腿静脈穿刺（通常は右側）で手技を開始

は左橈骨動脈から挿入したPigTailカテーテルを左室まで進め，中隔穿刺の際にもう一つのPigTailカテーテルを左房に留置することで，左房・左室の圧較差を常にモニターし，MitraClipによる医原性僧帽弁狭窄症をきたしていないことを確認しながら手技を進めることができます．

第3章 MR治療の新たな展開

心房中隔穿刺

心房中隔穿刺はMitraClipの手技において最も重要なステップです（図46）．左心耳閉鎖術や肺静脈隔離術など中隔穿刺を行う手技は数多く存在しますが，MitraClipにおいては中隔の穿刺位置がより重要であり，手技の成否にも影響します．心房中隔穿刺を適切な位置で行うことができれば，その後の僧帽弁へのアプローチが容易になります．

心房中隔穿刺においては中隔の後側，そして高め，いわゆる「posterior & superior」を穿刺することが原則です．心房中隔卵円窩の後側（posterior）を穿刺することで，心房中隔卵円窩前側を穿刺して誤って上行大動脈を損傷するリスクを避けることができます．また，僧帽弁のcoaptation pointから4.0〜5.5cmと比較的高め（superior）を穿刺することで，CDSの左房内での操作やクリップの開放，いったん左室に進めたクリップを左房に引き戻す際などのワーキングスペースの確保ができます．

中隔穿刺の位置決めにおいては，TEE所見が必須です．大腿静脈から上大静脈まで進めた中隔穿刺キットを，TEEのbicaval viewでモニターし

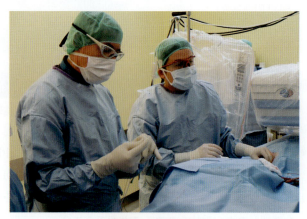

図46 心房中隔穿刺
心房中隔穿刺を行う筆者（右）とNeuß医師（左）

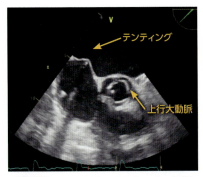

図47 TEE短軸像で中隔卵円窩の後側（posterior）を穿刺する

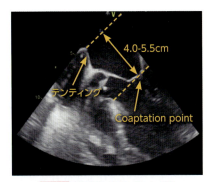

図48 四腔像でテンティングとcoaptation pointの距離を測定し、中隔卵円窩の高め（superior）を穿刺する

ながら卵円窩まで引き下げます．中隔穿刺キットが卵円窩に当たると，穿刺キットが中隔に押し付けられテント状にみえる所見であるテンティング（tenting）がみられます．ここで TEE 短軸像（short axis view）を用いて中隔穿刺針と上行大動脈の前後関係を確認します（図47）．上行大動脈を損傷することを避けるためには，中隔の後側を穿刺しなければなりません．穿刺針が前側（上行大動脈）を向いている場合には，中隔穿刺キットを時計方向（clockwise）に回転させることで穿刺針を後側に向けることができます．

引き続き四腔像で中隔のテンティングポイントから僧帽弁の coaptation point までの距離を測定します．上記のようにテンティングから僧帽弁 coaptation point までの距離は 4.0〜5.5cm（あるいはテンティングから僧帽弁輪までの距離が 4.0〜4.5cm）が理想です（図48）．

穿刺の位置が決まれば中隔穿刺キットを左手で固定し，右手で穿刺針を慎重に押すことで右房から左房への通過を試みます．穿刺針のみでの穿通が困難な場合には，中隔穿刺キットと合わせて押します．しかしこの状況ではテンティングがかなり深くなっているので，右房から左房に抜けたときに左房の対側を傷付け，心囊液貯留や心タンポナーデを起こす危険があるので注意を要します．このようなリスクを考えた場合には，通常の針による穿刺ではなく，radio frequency needle を使用する方が安全かもしれません．中隔穿

刺が安全に行えた段階でヘパリンを投与し，術中はACTを250秒前後に保つようにします．

左房へのアプローチ

心房中隔穿刺に引き続いて穿刺針を抜去し，中隔穿刺キットからAmplatzワイヤーを左上肺静脈に進めます．（左上肺静脈に進みにくい場合には，左房内でループする形でも問題ありません．左心耳内にAmplatzワイヤーが入るとその後の操作で左心耳を穿孔させ，心嚢液貯留や心タンポナーデを起こすリスクがあります．）

透視画像における心房中隔穿刺の一連の流れを 図49A~E にまとめましたので参考にしてください．

そしてAmplatzワイヤー越しに24FrのSGCを左房へ進めていきます（ 図50 ）．SGCは24Frと大口径であるため，ダイレーターを用いて穿刺部の前拡張を行うようにします．SGCは親水性コーティングが施されているため，濡れたガーゼでSGCを湿らせながら挿入します．SGCを進める際には，+/-ノブを-方向に回し，SGC先端の屈曲を弱くすることで挿入が容易になります．右房に到達した段階で+/-ノブをneutralポジションに戻します（ 図51 ）（neutralポジションでSGC先端は約50～60°屈曲しています．+ノブで屈曲を強くすれば80°まで屈曲します）．SGCは大口径ですので，中隔を通過する際に再びテンティングが見られます．ここでも不用意な操作を行うとSGCによって左房を損傷させるリスクがありますので，右房から左房へ進入する際にはAmplatzワイヤーの位置をしっかり固定して，SGCハンドルを少し回転させながら，できるだけていねいな手技を心掛ける必要があります．SGCが心房中隔を通過した後は中隔から1～2cmのところまでSGCを左房内に進めます（ 図52 ）．

SGCが左房内に入った後にシリコーンパッドとスタビライザー（ 図53 ）をセットして，SGCを安定させます（ 図54 ）．

SGCが左房に到達した後にAmplatzワイヤーを左上肺静脈に残したま

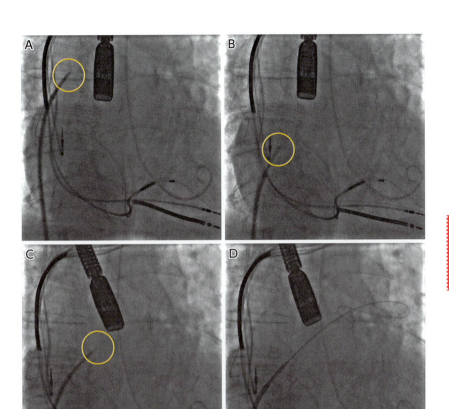

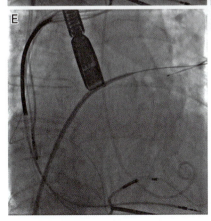

図49 透視画像における心房中隔穿刺の流れ

A （ワイヤーを用いて）中隔穿刺キットを上大静脈まで進める
B 中隔穿刺キットを右房まで引く
C 中隔穿刺キットから針を進める
D 中隔穿刺後に針を抜去し，Amplatzワイヤーを左上肺静脈へ進める
E Amplatzワイヤーに沿って中隔穿刺キットを左房へ進める

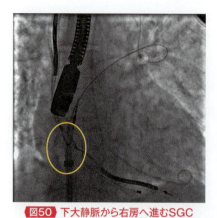

図50 下大静脈から右房へ進むSGC

この際は＋/－ノブを－方向に回し，SGC先端の屈曲を弱くする

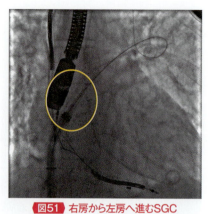

図51 右房から左房へ進むSGC

右房に到達した段階で＋/－ノブをneutralポジションに戻す

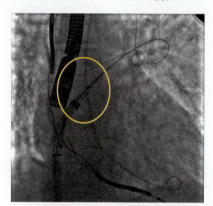

図52 左房に到達したSGC

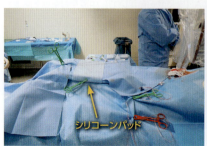
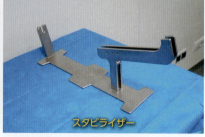

図53 シリコーンパッドとスタビライザー

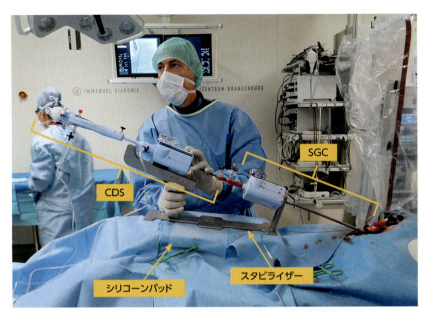

図54 シリコーンパッドとスタビライザーでSGCおよびCDSを安定させる

※写真ではすでにSGCにCDSが挿入されています

まSGC内部のダイレーターをSGC内に引き抜いて収納します（**図55**）．引き続いてAmplatzワイヤーをダイレーター内まで引き抜き（**図56**），AmplatzワイヤーとSGCのダイレーターを一緒に抜去します（**図57**）．この際にダイレーターが約半分抜去されたあたりからシリンジにてSGCの止血弁側管にシリンジを付け，血液のaspirationを行いながらダイレーターを完全に抜去します（**図58**）．AmplatzワイヤーとダイレーターをSGCから引き抜いた直後にSGC入口部を指で覆い，SGC内にエアーが引き込まれないようにすることが大切です（**図59**）．

引き続きCDSをSGCに挿入します（**図60**）．この際にもう一度，SGC内に水通しを行ってエアーの混入を防ぎます．CDSをSGCに挿入する際には，**図61**のようにSGC止血弁の青いアラインメントマーカーとCDSスリーブシャフトの青いアラインメントマーカーが一致するようにします（Blue

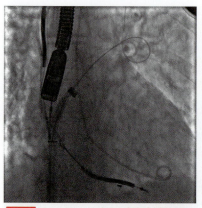
図55 Amplatzワイヤーを左上肺静脈に残してダイレーターをSGC内に引き抜く

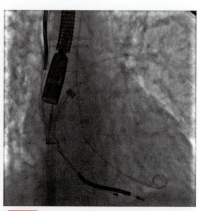
図56 Amplatzワイヤーをダイレーター内まで引き抜く

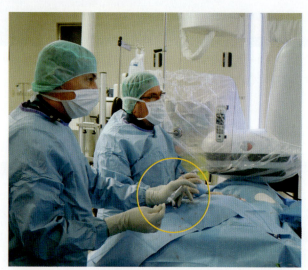
図57 ダイレーターとAmplatzワイヤーをCDSから抜去する

to Blue). また, このときにもエアーが混入しないようにSGC止血弁 (挿入部) とクリップイントロデューサーの接合部に水を滴下します.

　CDSは, 左房内でCDSスティーラブルスリーブX線不透過性マーカーが

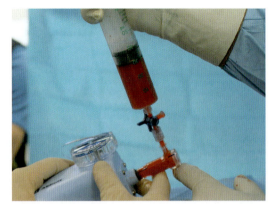

図58 SGC止血弁側管からの血液のaspiration(ダイレーターとAmplatzワイヤーはすでに抜去済)

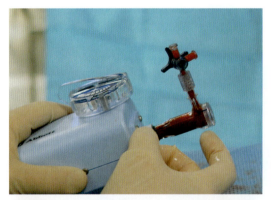

図59 SGC内に空気が混入しないように注意を要する

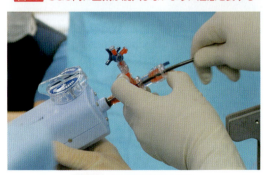

図60 CDSをSGCへ挿入

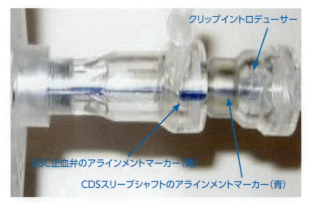

図61 CDSのSGCへの挿入
（画像提供：アボット バスキュラー社）

SGC止血弁のアラインメントマーカー（青）とCDSスリーブシャフトの縦方向アラインメントマーカー（青）を合わせる（Blue to Blue）

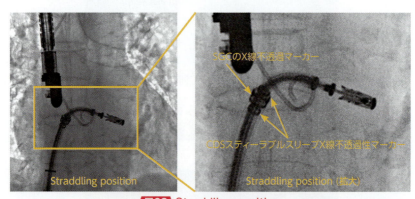

図62 Straddling position

　SGC先端のX線不透過マーカーを挟む（straddling position）まで進めます（**図62**）．もしstraddling positionまで進める前に左房外側壁にCDS先端が当たってしまうようであれば，TEEのshort axis viewでガイドの先端が左房内に残っていることを確認しながらスタビライザーを引き戻し，SGCおよびCDSをmedial側に移動させることで左房内でのワーキングスペースを確保します．

僧帽弁へのアプローチ（steering）

　続いてクリップを僧帽弁に向ける作業（steering）をTEEガイド（short axis view, LVOT view, bicommissural view）および透視下で行います．この際の基本は"Mノブ&Posterior"と覚えておいてください．つまり，まずはM（/L）ノブ（図29 参照）をM方向に回すことで，クリップを内側（medial）に屈曲させていきます．M方向に回すとDCシャフトがSGC先端部より出てきてしまうスラックス現象が起きるため，適宜DCシャフト先端のX線不透過性リングを引き戻し，straddling positionを維持する必要があります．また，CDSのM（/L）ノブをM方向に回すと，CDSは前方（anterior方向）にも向かっていく傾向があるため，SGCハンドルを時計方向に同時に回すことでシステムが後側（posterior）に向き，上行大動脈基部との干渉を避けるようにします（図28 参照）．このように"Mノブ&Posterior"を繰り返すことによって少しずつクリップを僧帽弁に向けていきます（図63,64,65）．Steeringの際に橈骨動脈から左室に挿入したPigTailカテーテルが左室心尖部に留置されていると，透視上，良いメルクマールになります．Medial/Lateralの操作はM（/L）ノブだけなく，スタビライザーを持って（SGCとCDSの）システム全体を引くことでmedialに，押すことでlateralにクリップを動かすことができます（図30）．また，SGCハンドルの+/-ノブ（図27）を+に回すとSGC先端の屈曲が強くなり，CDSがmedial側に向きますので，操作のオプションの一つになります．左房の中でのCDSおよびSGCの操作は，中隔穿刺の位置や左房の大きさ，僧帽弁や左室の解剖などによってさまざまです．SGCおよびCDSは心臓内で三次元的な操作が可能であり，TEEおよびX線透視下にM（/L）ノブやSGCハンドル，スタビライザー，さらには+/-ノブなどを使って臨機応変に操作を行うことが求められます．Steering時の透視画像を図63,64,65，重要なTEE画像とそれに伴う操作を図66にまとめます．

　クリップが僧帽弁方向を向いた（図67）段階で，DCファスナーを緩めて，

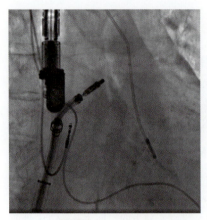

図63 Steering①

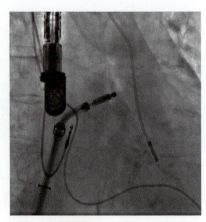

図64 Steering②

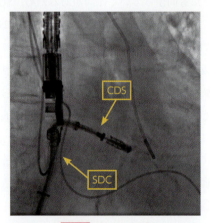

図65 Steering③

Steering（Mノブ＆Posterior）を繰り返しながらCDS先端のクリップを僧帽弁方向に向けていく（**図63**，**図64**，**図65**の一連の動作）

DCハンドルを前後させ（**図68**），クリップの軌道をTEEのLVOT view/bicommissural viewで評価することで，anteior/posteior（LVOT view），medial/lateral（Bicommissural view）の位置を調整します．クリップの製品特性でほとんどの場合，DCハンドルを進めると若干medial側に軌道を描

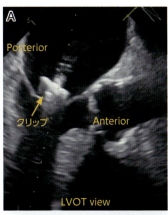
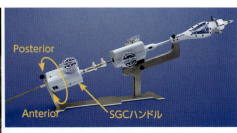
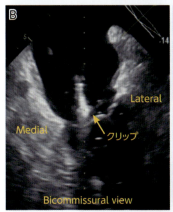
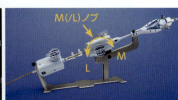
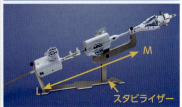

図66 Steeringの基本操作

A LVOT viewでanterior/posteriorを評価し，SGCハンドルで調整を行う
B Bicommissural viewでmedial/lateralを評価し，M(/L)ノブあるいはスタビライザーで調整を行う

くことが多いので，これを計算に入れて調整を行います．また，DCファスナーを緩めてDCハンドルを操作した後には，必ずDCファスナーを忘れずに閉めてください．DCファスナーが緩んだ状態でDCハンドルがルーズに動いてしまうことは非常に危険です（**図69**）．

引き続き，以下の3点を確認します（**図70**）．

①クリップがMRジェットの中央に位置していること．
②CDSが左室心尖部を向いていること．
③クリップアームが180°に開いた状態（図71, 72）でクリップが僧帽弁前尖・後尖に対して直交していること（perpendicular position）（図73）．

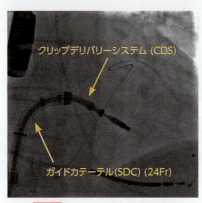

図67 Steering時の透視画像

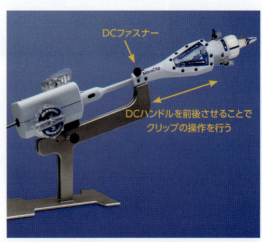

図68 DCファスナーとDCハンドル（画像提供：アボット バスキュラー社）

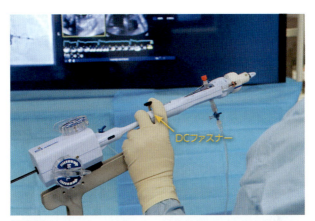

図69 DCファスナーはDCハンドルを操作しないときは常に閉め，DCハンドルが不用意に動かないように固定する

1. クリップがMRジェットの中央に位置していること
2. CDSが左室心尖部を向いていること
3. クリップアームが180°に開いた状態でクリップが僧帽弁前尖・後尖に対して直交していること（perpendicular position）

図70 Steeringでの確認事項

1. クリップアームを開く際には，まず，ロックレバーを外側に回し，レバーのマーク（青）が完全に露出するまで引き上げます．
2. 続いて，ロックレバーを内側に回転させ，unlock状態にします．
3. アームポジショナーをclose（時計方向）に半回転させた後，open（反時計方向）に回転させてクリップアームを広げます．

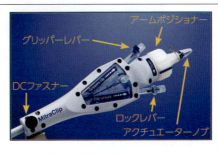

4. クリップアームが広がったら，ロックレバーを押し進めて初期のポジションに戻し，クリップアームがそれ以上広がらないようにlockします．
※ Lockの状態にしてもアームポジショナーを時計方向に回すことでクリップアームを閉じることはできますが，反時計方向に回してもクリップアームはそれ以上広がりません．
5. グリッパーレバーを用いてX線透視ガイド下でグリッパーを上げます．

図71 アームポジショナー，ロックレバー，グリッパーレバーの操作
（画像提供:アボット バスキュラー社）

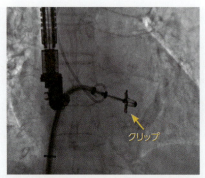

図72 180°に開いたクリップ

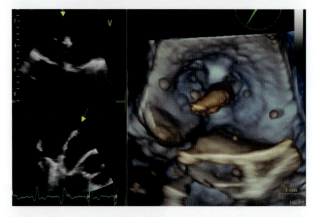

図73 3D心エコーによるperpendicular positionの確認
クリップが前尖・後尖に直交していることを確認する

　Perpendicular positionの確認にはTEEの3D心エコー画像を用います（**図73**）．なおこの際にクリップをできるだけ僧帽弁に近付けることで評価が容易になります．Perpendicular positionが取れていない，つまりクリップが前尖・後尖に直交していない状態では，そのまま手技を続けても前尖・後尖を有効に把持することができません．TEEの3D画像を見ながらDCハンドルを緩めて，DCハンドルを時計方向あるいは反時計方向に回し，この段階でしっかりとperpendicular positionを確立するようにします

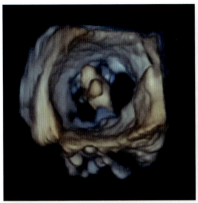 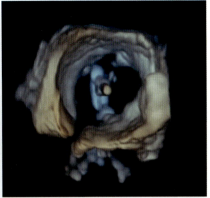

図74 Perpendicular positionの確立

(左)クリップは反時計方向に回転している．(右)適切なperpendicular position．左のように反時計方向に回転している場合には，DCハンドルを時計方向に回して，perpendicular positionを整える

(図74)．また，この段階ではトルクの解放を行う必要があるため，時計方向あるいは反時計方向に回しながら，DCハンドルを前後に細かく動かす動作を合わせて行います（図75）．このとき，DCハンドルが不用意に大きく前に進んでしまわないように必ず左手でDCハンドル先端を固定し，右手でDCハンドルの細かい操作を行うようにします．

図70の3点が確認できれば，クリップを左室内に進入させます．

僧帽弁前尖・後尖の捕捉・把持

Perpendicular positionが崩れないようにDCハンドルの角度を維持した状態で，DCハンドルを進め，クリップを僧帽弁のcoaptation pointから約1（～2）cm下まで進めます．TEEのLVOT viewでanterior/posteriorを確認しながら，必要であればSGCハンドル（図28）を用いて調整を加えます．LVOT viewではanterior/posteriorだけでなく，2つのクリップアームが同じ長さにみえていることにも注目します．2つのクリップアームが同じ長さにみえなくなったときには，クリップを左室に進める段階でクリップに回

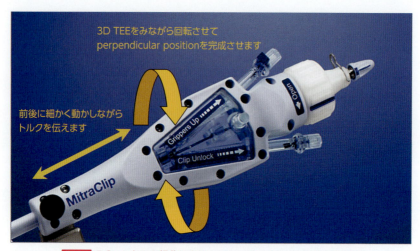

図75 DCハンドルの操作によるperpendicular positionの確立
（画像提供：アボット バスキュラー社）

転が加わり，perpendicular position が崩れている可能性があります．このように，左房から僧帽弁を通過して左室にアプローチする間にクリップが回転することはしばしば起こります．したがって，クリップが左室に入った時点でもう一度，TEE の 3D 画像で perpendicular position が保たれていることを確認しても良いかもしれません．また透視画像でも左室に進入した際にクリップの回転の有無がわかります．供覧する画像は左房（図76）から僧帽弁を通って左室（図77）にクリップを進めた際にクリップが回転した際の透視画像です．Perpendicular position を再度調整してから左室に進めた際にはクリップは回転しませんでした（図78）．Perpendicular position が崩れてしまった場合，多少の調整であれば左室内で行うことができます．しかし，特に medial/lateral サイドで大きなクリップ操作を行うと腱索などを損傷する危険性があるため，大きなクリップ操作が必要な場合には，クリップが反転する inverted position（図79）までクリップを開いてから左房内に引き戻し，改めて perpendicular position を整えてから手技を再開することが推奨されます．

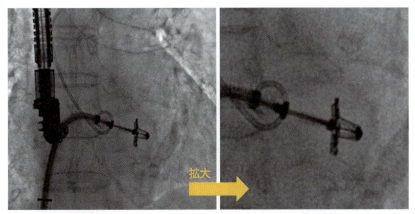

図76 Perpendicular positionを整えた左房内のクリップ

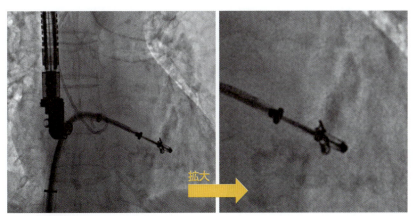

図77 左室に進めた際に回転しperpendicular positionが崩れてしまった

　Perpendicular positionが崩れることなくクリップが左室内に進んだ場合には，僧帽弁前尖・後尖の捕捉を行います．アームポジショナーを用いてクリップアームを120°まで閉じて，DCファスナーを緩めてDCハンドルを引き（図68），クリップをゆっくりと引き上げていきます．この際にもTEEのLVOT viewガイド下でSGCハンドルでanterior/posteriorの微調整を行います．TEEのLVOT viewでクリップアーム上に前尖・後尖が捕捉され

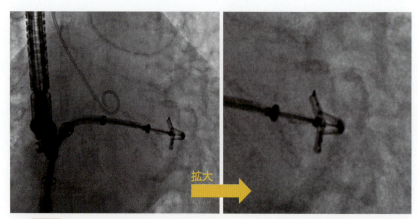

拡大

図78 再度perpendicular positionを整えて，左室に進め，今度は回転していない

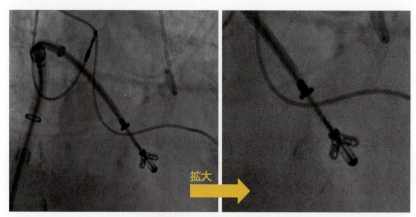

拡大

図79 Inverted position

たこと（図80）を確認した後に，クリップアームとともに弁尖を把持するグリッパーを両弁尖上に下ろし，続いてアームポジショナーを用いてクリップアームを60°まで閉じます．この際に僧帽弁前尖・後尖に過度のテンションがかかっている可能性があるので，DCファスナーを緩めてDCハンドルを少しだけ進めることで，両弁尖にかかったテンションをリリースするようにします．

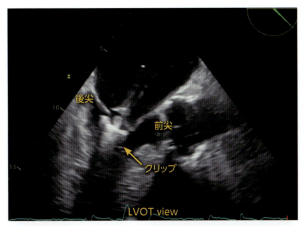

図80 クリップの引き上げによる僧帽弁前尖・後尖の捕捉

Leaflet Insertion Assessment

　この段階でTEEを用いて以下の評価を行います（Leaflet Insertion Assessment）（図81）．まずクリップによって捕捉された僧帽弁前尖・後尖が確実に把持されており，クリップから脱落しないことをLVOT viewで確認します．次に，引き続きクリップによって前尖・後尖が架橋されたこと（double orifice）を3D TEEで確認します（図82）．前尖・後尖が把持された場合には，把持する前と比較して弁尖が固定され，動きが制限されていることもTEEで確認できます．また，この時点で前尖・後尖を至適位置で把持できていれば，完全にクリップを閉じなくてもMRの減少がLVOT

- 前尖・後尖が確実に把持されていること
- クリップにより前尖・後尖が架橋されていること（double orifice）
- 両クリップアームの先端に対し，弁尖の動きが制限されていること
- MRが減少していること

図81 Leaflet Insertion Assessmentで確認する事項

view および Bicommissural view で確認できます．この時点で MR がほとんど減少していないような場合には，弁尖を把持する位置を変更する必要があります．

至適位置で弁尖を把持できていると判断できれば，クリップを完全に閉じ

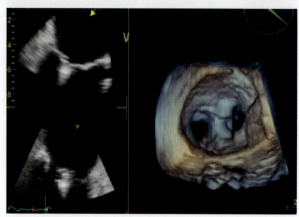

図82 クリップによって形成された二口の僧帽弁
（double orifice）

> **Short Column**
>
> ## MitraClip NT
>
> 2016 年から，従来の MitraClip に改良が加えられた MitraClip NT が使用可能になりました．これまで MitraClip のグリッパーは最大 80～90°までしか開きませんでした．このため一度 180°に開いたクリップアームを 120°に戻した状態で前尖・後尖を持ち上げ，グリッパーで挟んで把持するのが一般的な方法でした．今回の MitraClip NT ではグリッパーの開放角度が 120°まで広がったため，前尖・後尖の把持が困難な症例ではクリップアームを 180°に開いた状態で前尖・後尖にアプローチすることも 1 つのオプションになります（図83）．MitraClip NT になっても，これまで通りクリップアームを 120°にした状態での弁尖把持が推奨されますが，グリッパーの開放角度が広がったことで，これまで以上に本デバイスで治療可能な症例が増えるのではと期待されています．

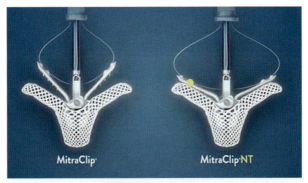

図83 MitraClip NT
(画像提供:アボット バスキュラー社)

従来のMitraClip(左)に比べ,MitraClip NT(右)はグリッパーの開放角度が広がっている

ます(**図84**).この際に再び前述の leaflet insertion assessment を行います.また MR の改善と併せて僧帽弁圧較差を測定し,有意な僧帽弁狭窄症(平均圧較差 5mmHg 以上・もしくは弁口面積が $1.5cm^2$ 以下)をきたしていないか確認します(**図85**).MR の改善が十分でない場合には,グリッパーを引き上げ,クリップアームを再度開いて位置調整を行うことも可能です.MR の十分な改善(残存 MR2+ 以下)が得られ,僧帽弁狭窄症もきたしていなければ,クリップの Deployment に移ります.

POINT

クリップの位置調整

クリップの位置調整を行う際には,まずグリッパーレバーを用いてグリッパーを上げます.ロックレバーを unlock した後にアームポジショナーを用いて(少しだけ close に回した後に)open に回し,クリップアームを 120°まで開いてからクリップの位置調整,両弁尖の捕捉というステップを再度行っていきます.クリップアームを開いた後にはロックレバーを lock することを忘れないでください.(**図34** 参照)

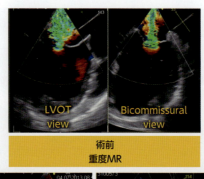
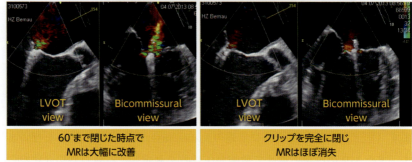

図84 クリップ閉鎖によるMRの減少

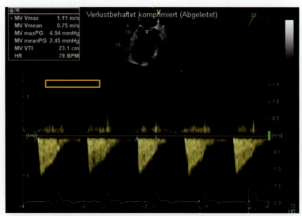

図85 僧帽弁圧較差を測定し,僧帽弁狭窄症を呈していないことを確認

クリップのDeployment

　クリップをDeployする前に，まずアームポジショナーをopenに回してもクリップアームが開放しないことを確認します（図86）．もしこのときにクリップアームが開いてきた場合には，アームポジショナーをcloseに回して完全に閉じた段階で，もう一度openに回してクリップアームが開放しないことを確認してください．その後，アームポジショナーはneutralから若干closeに回した"neutral to close side"に戻します．ここまでのステップを「Establish Final Arm Angle」と呼びます．

　グリッパーレバーのキャップを外し，グリッパーラインの両端を把持し（図87），一方を引っ張り，もう一方がそれに応じて抵抗なく動くことを確認します．引き続きロックレバーのキャップを外し，ロックラインを引き抜きます（図88）．ここでもう一度，アームポジショナーをopenに回してもクリップアームが開放しないことを確認します．その後，アームポジショナーをneutralに戻します．

　いよいよクリップのDeploymentです．アームポジショナーを完全にニュートラルポジションにします．リリースピンを外し，リリースピンの溝が完全に露出するまで，アームポジショナーを「open」の方向に回転させ

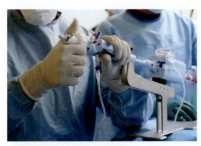

図86 Establish Final Arm Angle

クリップをDeployする前に，アームポジショナーをopenに回してもクリップが開放されないことを確認する

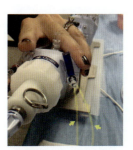

図87 グリッパーライン
（画像提供：アボット バスキュラー社）

グリッパーラインの両端を把持し，一方を引っ張り，もう一方がそれに応じて抵抗なく動くことを確認する　※本来は白色の糸を，見やすく黄色で強調しています

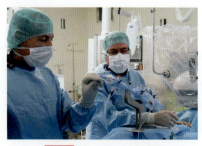

図88 ロックラインの抜去
左側の医師がロックレバーからロックライン（糸）を引き抜いている

て Deployment 前にシステム内のテンションをリリースします．

Establish Final Arm Angle の確認に続いて DC ハンドルのロックを解除し，アクチュエーターノブ（ 図34 参照）を反時計方向に 8 回転させます（アクチュエーターノブはバックスピンしやすいので，8 回転させる際にはバックスピンしないように親指を当てておきます）．引き続き DC ファスナーを緩め，アクチュエーターノブを引いてクリップを Deploy すると同時に DC ハンドルも引き戻します．クリップが Deploy された後の CDS 先端は鋭利になっているため，僧帽弁周囲の組織を傷付けないよう CDS のスリーブ内まで引き戻します（ 図89 ）．クリップが Deploy され，CDS 先端もスリーブ内に戻った段階で DC ファスナーを閉めます．続いて心拍動を感じながらグリッパーラインを緩徐に引いて抜去します（ 図90 ）．1 個のクリップ留置で MR の改善が不十分な場合には SGC を残して，新たな CDS を挿入することで複数のク

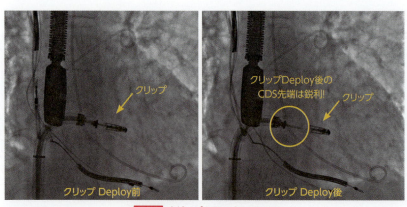

図89 クリップのDeployment

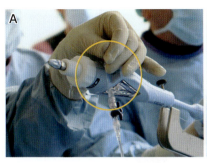
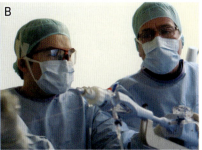

図90 MitraClipの手技最終盤

A グリッパーラインは心拍動を感じながら緩徐に抜去する
B MitraClip は手技の最初から最後まで非常に繊細な手技であり,術者は集中を維持することが求められる.写真は MitraClip 手技最終盤の筆者(左)と Butter 教授(右)

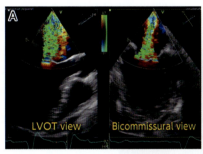
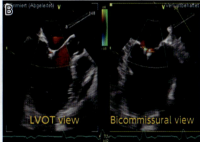

図91 術前と術後のTEE評価

MitraClip 術前(A)に認められた重度 MR は,MitraClip 治療後(B)にはほぼ完全に消失した

リップ留置を行うことも可能です.クリップを Deploy した後に MR が再発する症例もあるため,必ずこの時点で術前と比較して有意な MR の改善が得られたことを TEE で最終確認します(図91).

POINT

2クリップが予想される症例での定石

機能性 MR で術前の MR ジェットが広範な症例(図92)や,器質性 MR で flail gap や width が大きい症例などでは,予め2つ以上のクリップが必要になると想

第3章 MR治療の新たな展開

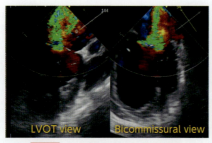

図92 2つ以上のクリップが必要と予想される症例

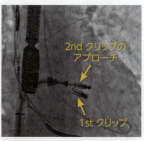

図93 2つ以上のクリップが必要と予想される症例での定石

術前から bicommissural view で広範な MR ジェットを認める場合は，2つ以上のクリップが必要と予想される

1つ目のクリップを medial 側に留置し，2つ目のクリップを lateral 側に留置することが，2つ以上のクリップが必要と予想される症例での定石

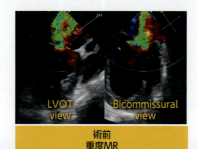

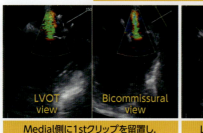

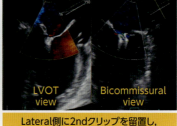

図94 2ndクリップ留置によるMRの消失

術前は重度だった MR は 1st クリップ留置後に lateral 側のみ残存し，lateral 側を狙った 2nd クリップ留置後にはほぼ消失した

定します．そのような症例では，大部分の症例で lateral 側の方が medial 側よりアプローチしやすいことや 1 つ目のクリップへの干渉を避ける目的もあり，1 つ目のクリップを medial 側に，そして，2 つ目のクリップを lateral 側に留置するのが定石です（**図93, 94**）．また，1 つ目のクリップを左房から左室に通過させる際にはクリップを開いた状態で通過させていましたが，2 つ目のクリップの場合には 1 つ目のクリップへの干渉を避けるためにクリップを（90°以下に）閉じた状態で通過させます．また 2 つ目以降のクリップ留置の際は他のクリップとの干渉がないかどうか確認するために X 線透視での確認も重要です．

システムの抜去・手技終了，あるいは2nd Clipへ

　M ノブを緩めて（lateral 方向に動く），SGC ハンドルを反時計方向（anterior）に回して，当初 SGC を通して CDS が左房にアプローチした際のポジションに戻します．この際に DC ファスナーを緩め，DC ハンドルを少し引き抜いてテンションを和らげることでスムーズな操作が可能になります．クリップを Deploy した後の CDS の先端は非常に鋭利であるため，不用意な操作で左房壁などを傷付けないように TEE ガイド下で慎重に手技を進めることが必要です．引き続き CDS システム全体を引き抜いて CDS システムを SGC 内に引き込みます．

　手技を終了するには，この後，CDS と SGC を大腿静脈から抜去します．さらに追加のクリップ留置が必要な場合には，SGC は残して CDS のみをクリップイントロデューサーの位置まで引き抜きます．この際に，SGC から Amplatz ワイヤーとダイレーターを抜去したときと同様に，SGC の止血弁側管から血液を aspiration し，CDS を SGC から引き抜いた直後に SGC 入口部を指で覆い，SGC 内にエアーが引き込まれないようにすることが大切です．その後は，1 つ目のクリップと同様に新たに準備した CDS を SGC に挿入して治療を進めます．

　手技の最後に SGC を抜去します．当院では Z 字縫合の後に用手圧迫を行っていますが（**図95**），施設によっては止血デバイスを用いることもありま

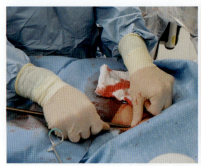 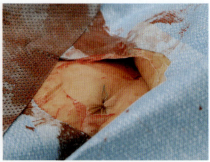

図95 Z字縫合およびSGC抜去

(左) Z字縫合を行い，SGCを抜去する　(右) SGC抜去後の穿刺部

す（止血デバイスは動脈止血用のため，適応外使用となります）．静脈アプローチのためリスクは低いものの，SGCは24Frと大口径であり，術後の出血には細心の注意が必要です．

術後管理

　手技後にカテーテル室で抜管できることがほとんどですが，念のため術後は集中治療室で半日から1日は経過をみます．大腿静脈穿刺部に問題がなければ，圧迫止血は12時間で終了とし，翌日からは歩行も可能です．

　抗血栓療法に関して，当院では洞調律の症例に対しては抗血小板薬2剤を術後6カ月継続します．心房細動を合併している症例では，抗凝固療法（ワルファリンあるいは新規抗凝固薬）を永年継続します．MitraClipに伴って僧帽弁狭窄症をきたした症例ではワルファリンを永年継続しています．また術後6カ月間は感染性心内膜炎予防を行うことを推奨しています．

MitraClip後の感染性心内膜炎予防

MitraClip治療後の感染性心内膜炎について，現時点では症例報告レベルのデータしかありません[33, 34]．製造元のアボット バスキュラー社としてもこの点につ

いては各施設にゆだねるとしており，明確な基準が存在しません．一般的なこととして，外科弁膜症手術後と同等に術前に口腔内の衛生状態を歯科で確認することや，術後も発熱など感染性心内膜炎の兆候がないかに注意を払うことは大切だと考えられます．当院では治療後6カ月は感染性心内膜炎予防を推奨しています．

予防的抗生剤投与が必須かどうかも確立されたデータはありませんが，当院では術前に経静脈的に抗生剤投与を行っています．MitraClipの対象となる症例は外科手術のリスクが高い症例であり，感染性心内膜炎を起こして外科手術が必要となった場合には厳しい予後が想定されます．MitraClip施行症例に対する感染性心内膜炎予防や発症した際の管理についてもエビデンスの蓄積が待たれます．

MitraClipにおけるLearning Curve

MitraClipは現在，多くのカテーテル手技があるなかでも最も複雑で熟達を要する手技の一つです．そのためこの手技においては明らかなlearning curveが存在します．SchillingerらはMitraClip施行75例を解析し，25例，50例，75例と経験を重ねるごとに手技時間の短縮，安全性の向上，そして6カ月後のMR重症度が改善することを報告しています[35]．経験症例数の増加による手技時間の短縮については他の研究でも確認されています[36, 37]．TAVIと比較してMitraClipは致死的合併症の頻度は低いものの，手技ははるかに複雑です．また第一術者のみならず第二術者，そして術前および術中評価を行うエコー医，術中管理を行う麻酔科医，サポートする心臓外科医などHeart Teamとしての実力が問われる手技ですので，症例数についてもチームとしての経験数が重要です．

MitraClipの合併症

MitraClipの周術期合併症は術後30日以内に15〜19%と報告されていま

す[38,39].早期の合併症は穿刺部の出血による輸血が主で,晩期の合併症は心不全や既存合併症に関連するものがほとんどです[39].以下に MitraClip 手技後の注意すべき合併症についてまとめます.

(1) 心嚢液貯留・心タンポナーデ

心嚢液貯留・心タンポナーデは MitraClip の手技で最も重大な合併症です.頻度は 1〜2% 程度[30,31,40,41]と稀ではありますが,起きた場合には心嚢穿刺や外科手術が必要になることも多く,最悪の場合には致死的となります.心嚢液貯留・心タンポナーデは主に,心房中隔穿刺の際あるいは SGC を左房に進める際に Amplatz ワイヤーが左心耳に入り穿孔させることで起こると考えられています.心房中隔穿刺においては上述のように,TEE によるガイド下に特に短軸像をみながら穿刺すること(図47)が大切です.また,テンティングしていても穿通しない症例や左房が小さい症例などでは,radio frequency needle を使うほうが安全かもしれません.Amplatz ワイヤーの位置については透視下でしっかり確認し,SGC を進める間も常に左上肺静脈あるいは左房内にループを作って位置を安定させることが重要です.

(2) 穿刺部出血

静脈アプローチの手技ではありますが,SGC が 24Fr と大口径であるため穿刺部からの出血は注意すべき合併症の一つです.EVEREST Ⅱ試験および EVEREST Ⅱ high-risk 試験では 2 単位以上の輸血を要したのは 13〜18% でした[38,42].一方でヨーロッパの実臨床に基づいたレジストリーではばらつきがありますが,1〜10% 程度[30,41-43]と EVEREST Ⅱ試験に比べて低い頻度となっています.

(3) 医原性心房中隔欠損症

穿刺部出血と同様に SGC が 24Fr と大口径(心房中隔通過部は 22Fr)であるため,術後に医原性心房中隔欠損症が残存する症例があります.

MitraClip後の医原性心房中隔欠損症の意義についてはまだはっきりとした結論が出ていません[44-46]．しかしながら直近の報告であるSchuelerらの研究では，医原性心房中隔欠損症が予後を悪化させています（図96）[46]．当院でも医原性心房中隔欠損症により右心不全をきたし，閉鎖デバイスによる治療を要した症例もあり（図97），注意を払うべき合併症であることは間違いありません．

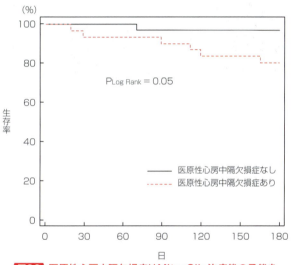

図96 医原性心房中隔欠損症はMitraClip治療後の予後を悪化させる可能性がある（文献46より）

(4) Single leaflet device attachment

クリップをDeployした後にクリップが僧帽弁前尖・後尖から完全に脱落しembolizationを起こすのは極めて稀で，628例のMitraClip症例が登録されたSentinelレジストリーで4例（0.6%）が報告されている程度です[41]．一方でクリップが前尖あるいは後尖のいずれかから脱落するsingle leaflet device attachment（SLDA）はしばしば経験する合併症です．EVEREST II

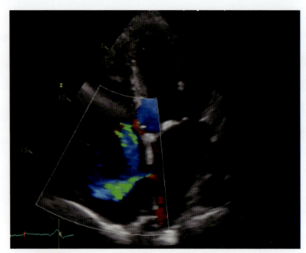

図97 MitraClip後の医原性心房中隔欠損症によって右心系拡大をきたした症例

試験でのSLDAの発生頻度は12カ月以内に5%[38]，そのほかのレジストリーでも同様に5%程度です[30,40]．当院でもMitraClip治療翌日の経胸壁心エコーで顕著なMRの再発を認め（図98），TEEを行ったところ後尖からクリップが脱落し（図99），前尖のみにクリップが残っている症例を経験しています．SLDAの際には，脱落した側の弁尖を傷付けることにもなり術前よりMRが悪化することがあります．SLDAが起きた場合には，通常MitraClipによる再治療あるいは外科手術が必要になります．

（5）僧帽弁狭窄症

MitraClipが僧帽弁前尖・後尖をクリップで架橋するという治療であることから治療後に僧帽弁の弁口面積が縮小することは必須で，術中，特にクリップをDeployする前には僧帽弁圧較差を測定することが必要です．一般に僧帽弁平均圧較差が5mmHgを超える場合には医原性の僧帽弁狭窄症をきたしたと考えます（図100）．医原性僧帽弁狭窄症はMitraClipの大きな弱点の一つです．前述のようにMitraClipはクリップをDeployする前であれば，

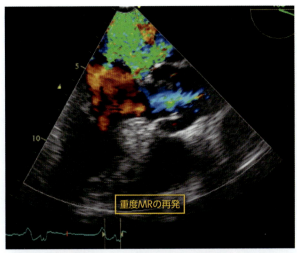

図98 MitraClip治療翌日の重度MR再発

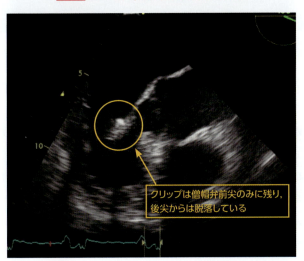

図99 Single leaflet device attachment

一度閉じたクリップを再度開いて場所を調整することが可能です．またMRが残存したとしても2個目のクリップを留置せずに，一度手技を終了し，術後経過をみてから追加治療を再度行うことも可能です．しかしながら，クリッ

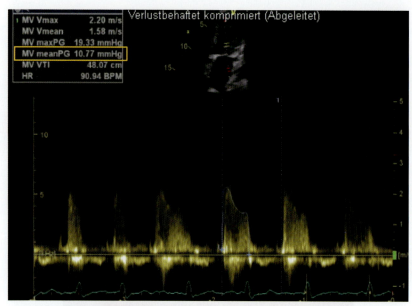

図100 MitraClip治療後の医原性僧帽弁狭窄症

プを Deploy した段階で僧帽弁狭窄症をきたしてしまえば，それに対して治療を行うことは外科手術以外は不可能です．

このため当院ではクリップを Deploy する前に TEE（および左房・左室に留置した PigTail カテーテル）で僧帽弁圧較差を測定し，境界線である平均 5mmHg の場合には，脈拍を 80bpm 程度まで上昇させてから再評価を行います．全身麻酔下では脈拍が 50bpm 程度まで低下していることが多く，この時点での評価では術後の労作時に著明な僧帽弁圧較差をきたす可能性があるからです．MitraClip による僧帽弁狭窄症については第4章でも詳述したいと思います．

ドイツ臨床留学について

2014年4月からドイツ・ベルリンに留学しています．留学を決めた当初は，多くの方から「なぜドイツなの？」，「留学ならやっぱりアメリカじゃないの？」などと質問されました．

もちろんアメリカにも素晴らしい施設はたくさんありますし，当時，ドイツ語もまったく話せなかった私にとって，ドイツ留学には大きな不安がありました．

一方で現在，ドイツではその強い経済力を背景に，多くの新規医療機器が保険診療のなかで使用可能になっています．私が学んでいるStructural Heart Disease interventionの領域においても，本書のテーマであるMitraClipをはじめ，TAVIや左心耳閉鎖など，いずれも世界最大規模の症例数を誇ります．TAVIについては，2014年にはドイツ国内で年間13,000件以上が行われ，すでに外科大動脈弁置換術を上回っていますし[47]，MitraClipについても年間約5,000件が施行され，これはヨーロッパ全体の症例数の約7割を占めています．

したがってドイツのhigh volume centerで臨床に携わる機会を得られれば，とても多くの経験を積むことができるのではないかと考えました．

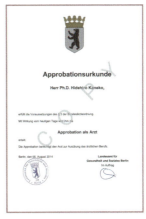

筆者が取得したドイツ医師免許（Approbation als Arzt）

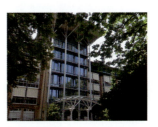

筆者が勤務するHeart Center Brandenburg

またヨーロッパの他国と異なり，ドイツにおいては医師資格を取得してドイツ人医師とまったく同じ立場で医療行為を行えるという点も大きなメリットです．

ドイツ国内で医師活動を行うには，ドイツ医師免許（Approbation：BÄO §3）または一時医師活動許可（通称 Berufserlaubnis：BÄO §10）を取得する必要があります．医師国家資格がドイツ全土で生涯有効であることに対し，一時医師活動許可は許可を受けた州の中でのみ有効で，有効期間も1年または2年に限られます．

2012年までは，EU圏外の国籍保持者はドイツ医師免許を取得することができま

せんでした．しかし，2012年4月の法改正で，EU国籍を持たない外国人医師でも一定の条件を満たせば，ドイツ医師免許が取得できるようになりました．

医師免許取得の際に要求される条件は，主に①（医師資格取得国と，ドイツとの）医学教育の同等性②十分なドイツ語力③過去に犯罪歴や医師として行政罰を受けていないこと，医師として活動するに足りる健康状態であること，の3点です．

ただ，医師資格の認定は申請時の居住地または勤務地を管轄する州の厚生省となっており，これらの具体的な要件は，各州の裁量にゆだねられます．特に，①医学教育の同等性や②十分なドイツ語力については，具体的な基準も評価方法もドイツ国内で統一されていない状況です．したがって，医師資格はドイツ全土で有効であるにもかかわらず，州によって取得基準が異なります．

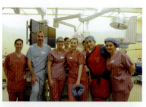

筆者が勤務するカテーテル室の同僚

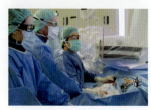

ドイツでは外国人医師でも医師免許を取得して公式に手技を行うことが可能．写真はTAVIを行う筆者（奥）とHölschermann医師（中央），手前は手技をサポートしてくれる看護師さん

特に近年ではドイツ語力として求められる基準をGEFR（ヨーロッパ統一基準）B2レベルからC1レベルに引き上げる州や語学試験に加えて各州の医師会が開催する医学専門語学試験に合格することを課す州も増えてきています．医師資格取得に関する要件は時々刻々と変化していますので，今後，医師資格取得を検討される方は各州のホームページを適宜チェックすることに加え，実際に申請が視野に入ってきた場合には必ず各州の担当官に連絡を取るようにしてください．

ドイツでの生活を通して，日本人とは異なったドイツ人の考え方や人生観，ドイツ（ヨーロッパ）の歴史や文化を学ぶことも留学の醍醐味です．私の場合はカテーテル室で臨床に携わったこともあり，ドイツ人の医療に対する考え方や死生観までを多くの症例とともに感じることができました．昨今，日本人の働き方が社会問題になっていますが，ドイツ人の仕事よりも自分の人生や家族を大切にする働き方やつねに明るく和やかな職場の雰囲気からは，日本人が学ぶべき点もあるように思いました．

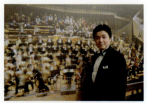

ヨーロッパの歴史や文化に触れることも留学の醍醐味．写真はベルリンフィルハーモニーのジルベスターコンサート

そして，私が渡独した2014年にはサッカーワールドカップでドイツが優勝し国中が盛り上がりました．またこの年はベルリンの壁崩壊25周年，そして翌年は東西ドイツ統一25周年という節目の年でもありました．難民・移民問題やイギリスのEU離脱など世界史に刻まれるであろう出来事を生で経験できたことも留学の大きな収穫です．

私が生活するベルリンはクラシック音楽の最高峰・ベルリンフィルハーモニーから若者に人気のクラブミュージックまで幅広い文化が高いレベルで混在する都市でもあります．これまで日本，そして東京でしか暮らしたことのない私にとってはドイツ・ベルリンでの生活はとても人生を豊かにしてくれたと思います．

ドイツ留学・ヨーロッパ留学についてご興味のある方は拙著『The ヨーロッパ医学留学―7カ国の完全制覇！11人の若手医師たちがホンネで語る熱き挑戦のすべて』をぜひお読みください．

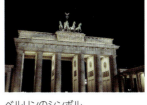

ベルリンのシンボル，ブランデンブルク門

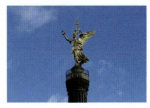

ベルリンのシンボル，戦勝記念塔

〈参考文献〉

1) Nkomo VT, et al. Burden of valvular heart diseases: a population-based study. Lancet. 368, 2006, 1005-11.
2) Bach DS, et al. Failure of guideline adherence for intervention in patients with severe mitral regurgitation. J Am Coll Cardiol. 54, 2009, 860-5.
3) Bouma BJ, et al. To operate or not on elderly patients with aortic stenosis: the decision and its consequences. Heart. 82, 1999, 143-8.
4) Iung B, et al. Decision-making in elderly patients with severe aortic stenosis: why are so many denied surgery? Eur Heart J. 26, 2005, 2714-20.
5) Varadarajan P, et al. Clinical profile and natural history of 453 nonsurgically managed patients with severe aortic stenosis. Ann Thorac Surg. 82, 2006, 2111-5.
6) Bach DS, et al. Evaluation of patients with severe symptomatic aortic stenosis who do not undergo aortic valve replacement: the potential role of subjectively overestimated operative risk. Circ Cardiovasc Qual Outcomes. 2, 2009, 533-9.
7) Mylotte D, et al. Transcatheter aortic valve replacement in Europe: adoption trends and factors influencing device utilization. J Am Coll Cardiol. 62, 2013, 210-9.
8) Eggebrecht H, et al. Transcatheter aortic valve implantation (TAVI) in Germany 2008-2014: on its way to standard therapy for aortic valve stenosis in the elderly? EuroIntervention. 11, 2016, 1029-33.
9) Leon MB, et al. Transcatheter aortic-valve implantation for aortic stenosis in patients who cannot undergo surgery. N Engl J Med. 363, 2010, 1597-607.

10) Smith CR, et al. Transcatheter versus surgical aortic-valve replacement in high-risk patients. N Engl J Med. 364, 2011, 2187-98.
11) Adams DH, et al. Transcatheter aortic-valve replacement with a self-expanding prosthesis. N Engl J Med. 370, 2014, 1790-8.
12) Leon MB, et al. Transcatheter or Surgical Aortic-Valve Replacement in Intermediate-Risk Patients. N Engl J Med. 374, 2016, 1609-20.
13) Thourani VH, et al. Transcatheter aortic valve replacement versus surgical valve replacement in intermediate-risk patients: a propensity score analysis. Lancet. 387, 2016, 2218-25.
14) Tamburino C, et al. Incidence and predictors of early and late mortality after transcatheter aortic valve implantation in 663 patients with severe aortic stenosis. Circulation. 123, 2011, 299-308.
15) Hayashida K, et al. Impact of post-procedural aortic regurgitation on mortality after transcatheter aortic valve implantation. JACC Cardiovasc Interv. 5, 2012, 1247-56.
16) Kodali SK, et al. Two-year outcomes after transcatheter or surgical aortic-valve replacement. N Engl J Med. 366, 2012, 1686-95.
17) Kaneko H, et al. Predictors of Paravalvular Regurgitation After Transcatheter Aortic Valve Implantation for Aortic Stenosis Using New-Generation Balloon-Expandable SAPIEN 3. Am J Cardiol. 119, 2017, 618-22.
18) Kodali S, et al. Early clinical and echocardiographic outcomes after SAPIEN 3 transcatheter aortic valve replacement in inoperable, high-risk and intermediate-risk patients with aortic stenosis. Eur Heart J. 37, 2016, 2252-62.
19) Herrmann HC, et al. One-Year Clinical Outcomes With SAPIEN 3 Transcatheter Aortic Valve Replacement in High-Risk and Inoperable Patients With Severe Aortic Stenosis. Circulation. 134, 2016, 130-40.
20) Butter C, et al. First Successful Transfemoral Implantation of an Edwards Sapien XT Valve in a Direct Flow Valve After Early Restenosis. JACC Cardiovasc Interv. 9, 2016, e1-2.
21) Kaneko H, et al. Multivessel Coronary Artery Spasm After Transcatheter Aortic Valve Replacement. JACC Cardiovasc Interv. 9, 2016, 621-2.
22) Neuss M, et al. Fatal Thrombotic Occlusion of Left Main Trunk Due to Huge Thrombus on Prosthetic Aortic Valve After Transcatheter Aortic Valve Replacement. JACC Cardiovasc Interv. 9, 2016, 2257-8.
23) Yoon SH, et al. Transcatheter Aortic Valve Replacement With Early- and New-Generation Devices in Bicuspid Aortic Valve Stenosis. J Am Coll Cardiol. 68, 2016, 1195-205.
24) Kaneko H, et al. Rescue Valve-in-Valve Transcatheter Aortic Valve Replacement for Pure Aortic Regurgitation. JACC Cardiovasc Interv. 10, 2017, e23-4.
25) Maisano F, et al. The edge-to-edge technique: a simplified method to correct mitral insufficiency. Eur J Cardiothorac Surg. 13, 1998, 240-5; discussion 245-6.
26) Alfieri O, et al. The double-orifice technique in mitral valve repair: a simple solution for complex problems. J Thorac Cardiovasc Surg. 122, 2001, 674-81.
27) Mirabel M, et al. What are the characteristics of patients with severe, symptomatic, mitral regurgitation who are denied surgery? Eur Heart J. 28, 2007, 1358-65.
28) Vahanian A, et al. Guidelines on the management of valvular heart disease (version 2012) . Eur Heart J. 33, 2012, 2451-96.
29) Nishimura RA, et al. 2014 AHA/ACC guideline for the management of patients with valvular heart disease: executive summary: a report of the American College of Cardiology/American Heart Association Task Force on Practice Guidelines. J Am Coll Cardiol. 63, 2014, 2438-88.
30) Maisano F, et al. Percutaneous mitral valve interventions in the real world: early and 1-year results from the ACCESS-EU, a prospective, multicenter, nonrandomized post-approval study

of the MitraClip therapy in Europe. J Am Coll Cardiol. 62, 2013, 1052-61.
31) Puls M, et al. One-year outcomes and predictors of mortality after MitraClip therapy in contemporary clinical practice: results from the German transcatheter mitral valve interventions registry. Eur Heart J. 37, 2016, 703-12.
32) Ponikowski P, et al. 2016 ESC Guidelines for the diagnosis and treatment of acute and chronic heart failure: The Task Force for the diagnosis and treatment of acute and chronic heart failure of the European Society of Cardiology (ESC) Developed with the special contribution of the Heart Failure Association (HFA) of the ESC. Eur Heart J. 37, 2016, 2129-200.
33) Frerker C, et al. Severe infective endocarditis after mitraclip implantation treated by cardiac surgery. EuroIntervention. 11, 2015, 351-4.
34) Boeder NF, et al. Endocarditis after interventional repair of the mitral valve: Review of a dilemma. Cardiovasc Revasc Med. 2016.
35) Schillinger W, et al. Impact of the learning curve on outcomes after percutaneous mitral valve repair with MitraClip and lessons learned after the first 75 consecutive patients. Eur J Heart Fail. 13, 2011, 1331-9.
36) Feldman T, et al. Percutaneous mitral repair with the MitraClip system: safety and midterm durability in the initial EVEREST (Endovascular Valve Edge-to-Edge REpair Study) cohort. J Am Coll Cardiol. 54, 2009, 686-94.
37) Franzen O, et al. Acute outcomes of MitraClip therapy for mitral regurgitation in high-surgical-risk patients: emphasis on adverse valve morphology and severe left ventricular dysfunction. Eur Heart J. 31, 2010, 1373-81.
38) Feldman T, et al. Percutaneous repair or surgery for mitral regurgitation. N Engl J Med. 364, 2011, 1395-406.
39) Glower DD, et al. Percutaneous mitral valve repair for mitral regurgitation in high-risk patients: results of the EVEREST II study. J Am Coll Cardiol. 64, 2014, 172-81.
40) Neuss M, et al. Patient selection criteria and midterm clinical outcome for MitraClip therapy in patients with severe mitral regurgitation and severe congestive heart failure. Eur J Heart Fail. 15, 2013, 786-95.
41) Nickenig G, et al. Percutaneous mitral valve edge-to-edge repair: in-hospital results and 1-year follow-up of 628 patients of the 2011-2012 Pilot European Sentinel Registry. J Am Coll Cardiol. 64, 2014, 875-84.
42) Whitlow PL, et al. Acute and 12-month results with catheter-based mitral valve leaflet repair: the EVEREST II (Endovascular Valve Edge-to-Eedge Repair) High Risk Study. J Am Coll Cardiol. 59, 2012, 130-9.
43) Attizzani GF, et al. Extended use of percutaneous edge-to-edge mitral valve repair beyond EVEREST (Endovascular Valve Edge-to-Edge Repair) criteria: 30-day and 12-month clinical and echocardiographic outcomes from the GRASP (Getting Reduction of Mitral Insufficiency by Percutaneous Clip Implantation) registry. JACC Cardiovasc Interv. 8, 2015, 74-82.
44) Smith T, et al. Prevalence and echocardiographic features of iatrogenic atrial septal defect after catheter-based mitral valve repair with the MitraClip system. Catheter Cardiovasc Interv. 80, 2012, 678-85.
45) Hoffmann R, et al. Functional effect of new atrial septal defect after percutaneous mitral valve repair using the MitraClip device. Am J Cardiol. 113, 2014, 1228-33.
46) Schueler R, et al. Persistence of iatrogenic atrial septal defect after interventional mitral valve repair with the MitraClip system: a note of caution. JACC Cardiovasc Interv. 8, 2015, 450-9.
47) Eggebrecht H, et al. Transcatheter aortic valve implantation (TAVI) in Ggermany 2008-2014: on its way to standard therapy for aortic valve stenosis in the elderly? EuroIntervention. 11, 2016, 1029-33.

第4章

MitraClipの可能性と残された課題

はじめに
－MitraClipの適応は
臨床＆解剖の両面から検討する－

　MitraClipのコンセプトと手技について第3章で概説しました．
　第4章では，実際に「どのような患者さんをMitraClipで治療すれば良いのか？」，「どんな患者さんはMitraClipを行うべきでないか？」について考えてみたいと思います．
　話の腰を折るようですが，この問題にはいまだ明確な答えは出ていません．さらに後述するようなMitraClip以外のデバイスも登場することで，この分野の知見は次々に書き換えられていくことになると思います．
　本章では現時点でのエビデンスや私自身の経験に基づいて，現在，何がわかっていて，何がわかっていないのか，そしてMitraClipの利点・欠点を鑑みたうえで，MitraClip以外の僧帽弁治療デバイスの可能性も探ってみたいと思います．

MitraClipの治療成績とエビデンス
EVEREST試験と欧州大規模レジストリー

　MitraClipはすでに全世界で40,000例以上に施行され，さまざまな治療成績が報告されています．そのなかで米国でのFDA申請につながった僧帽弁外科手術とのRandomized比較試験であるEVEREST II試験と，ヨーロッパ，そしてドイツの実臨床を反映したレジストリーであるACCESS-EUレジストリー，TRAMIレジストリーの結果についてまとめます．

米国でのFDA申請につながったEVEREST II試験

　MitraClipは2003年にブタを用いた実験で有効性が確認され[1]，同年にFirst-in-manが行われました[2]．初の臨床試験となったEVEREST I試験（Endovascular Valve Edge-to-Edge Repair Study）[3]ではMitraClipの安全性・有効性が確認され[3]，治療に伴う血行動態の改善も報告されました[4]．

　引き続き行われFDA申請につながったEVEREST II試験は，2005年9月から2008年11月にかけて症例が登録されたMitraClipと僧帽弁外科手術とのRandomized比較試験（2:1割り付けでMitraClip184例，僧帽弁外科手術95例）です[5]．

　治療後12カ月の時点で総死亡は両群ともに6％で同等でした．一方で，MitraClip群でクリップが成功裏に留置され術後の残存MRが2+以下と定義される手技成功（acute procedure success：APS）の達成率は77％に留まりました．この結果，MitraClip群では20％の症例が1年以内に僧帽弁への外科手術を受けることとなりました（僧帽弁外科手術群では2％）．また，術後1年の時点でMR≧3+の症例も，僧帽弁外科手術群での4％に対してMitraClip群では19％と高く，MRの改善効果という点でMitraClipは僧帽弁外科手術に劣ります．MRの改善で劣るMitraClipですが，術後30日以内の有害事象が僧帽弁外科手術と比較して有意に少なく（15％ vs 48％，p＜0.001），治療の安全性においては優れています．（ただし有害事象の大部分は輸血であり，輸血を除いた有害事象を比較すると，MitraClip群で僧帽弁外科手術群より発生頻度が低い傾向は残るものの，有意差はなくなります）．左室容積，心不全症状（NYHAクラス），QOLなどは治療後12カ月の時点で両群ともに改善していました．

　これらの結果をまとめて，EVEREST II試験は"Although percutaneous repair was less effective at reducing mitral regurgitation than conventional surgery, the procedure was associated with superior safety and similar improvements in clinical outcomes（MRの減少効果では外科手術に劣るが，

> **The NEW ENGLAND JOURNAL of MEDICINE**
> ESTABLISHED IN 1812　APRIL 14, 2011　VOL. 364　NO. 15
>
> Percutaneous Repair or Surgery for Mitral Regurgitation
>
> Ted Feldman, M.D., Elyse Foster, M.D., Donald D. Glower, M.D., Saibal Kar, M.D., Michael J. Rinaldi, M.D.,
> Peter S. Fail, M.D., Richard W. Smalling, M.D., Ph.D., Robert Siegel, M.D., Geoffrey A. Rose, M.D.,
> Eric Engeron, M.D., Catalin Loghin, M.D., Alfredo Trento, M.D., Eric R. Skipper, M.D., Tommy Fudge, M.D.,
> George V. Letsou, M.D., Joseph M. Massaro, Ph.D., and Laura Mauri, M.D., for the EVEREST II Investigators*
>
> **CONCLUSIONS**
> Although percutaneous repair was less effective at reducing mitral regurgitation than conventional surgery, the procedure was associated with superior safety and similar improvements in clinical outcomes. (Funded by Abbott Vascular; EVEREST II ClinicalTrials.gov number, NCT00209274.)

図1　EVEREST II試験（文献5より）

MRの減少効果では僧帽弁外科手術に劣るが，MitraClipは外科手術と比較して安全性に優れ，外科手術と同等の臨床的改善をもたらす．

MitraClipは外科手術と比較して安全性に優れ，外科手術と同等の臨床的改善をもたらす)"とまとめています（図1）．

　EVEREST II試験の結果に基づいて2013年10月にMitraClipはFDA承認を取得していますが，EVEREST II試験でエントリーされた症例の7割以上が器質性MRであったこともあり，米国でのMitraClipの適応は器質性MRのみとなっています．機能性MRに対する適応は後述のCOAPT試験やRESHAPE-HF2試験の結果次第となります．

　EVEREST II試験については現在，術後5年目までの結果が報告されています．僧帽弁外科手術群と比較してMitraClip群では，治療後に僧帽弁への外科手術が必要になる症例が多く，MitraClip群の約4分の1存在するものの，その大部分（およそ9割）は術後1年以内に集中していました[6]．治療後1年時点でのNYHAクラスの改善は4年時点でも維持されており，9割以上の症例がNYHA II度以下を維持しています（図2）．治療後5年時点でもMitraClip治療群と僧帽弁外科手術群の生命予後は同等（図3）で，治療後の僧帽弁への外科手術はMitraClip群で多いものの（図4），治療後

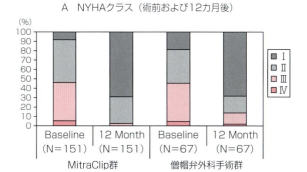

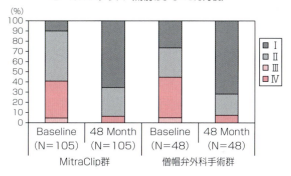

図2 治療後1年時点でのNYHAクラスの改善は4年時点も保たれている（文献6より）

半年以降の僧帽弁への外科手術による介入率には有意差を認めませんでした（図5）[7]．

EVEREST試験については，EVEREST II High Risk Registry（HRR）として外科手術高リスク（Society of Thoracic Surgeons [STS] mortality score ≧ 12%）の78症例について，MitraClipを施行したsingle armのレジストリーも行われています[8]．さらにEVEREST II試験に引き続き行われたREALISM試験（Real World Expanded Multicenter Study of the MitraClip System）では外科手術高リスク（273例），非高リスク（272例）を登録し，実臨床を反映したデータ収集を目指しています．

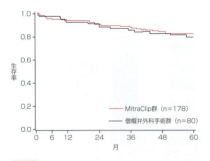

図3 治療後5年時もMitraClip群・僧帽弁外科手術群で生命予後は同等（文献7より）

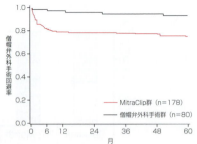

図4 MitraClip群では治療後の僧帽弁への外科治療が多い（文献7より）

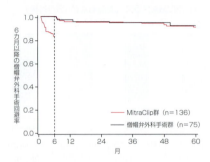

図5 治療後半年以降ではMitraClip群と僧帽弁外科手術群で僧帽弁への外科治療の頻度は同等（文献7より）

欧州での実臨床を反映したACCESS-EU試験，TRAMI試験

　MitraClipは米国に先駆けて，ヨーロッパで2008年3月にCEマークを取得しました．そのため，これまで多くのレジストリー研究がヨーロッパを中心に報告されています[10-15]．

　CEマーク取得後（2009年4月から2011年4月まで登録）にヨーロッパの14施設で行われた多施設共同研究であるACCESS-EUレジストリー（n＝567）[16]は，実臨床におけるMitraClipの現状を反映しています．平均年齢は74歳，平均logistic euroSCOREは23％でした．85％の症例が

MitraClip における MR の重症度分類

MitraClip においては American Society of Echocardiography のガイドラインに基づいて，図6 のように MR の重症度を分類しています[3, 9]．

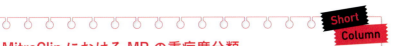

図6　MitraClipで用いられるMR重症度分類（文献3より）

　NYHA Ⅲ度以上で，34％の症例が左室駆出率（left ventricular ejection fraction：LVEF）30％未満，そして機能性 MR が 77％と，まさしく外科手術高リスク症例が治療の対象となっています．

　MitraClip は 99.6％と高い確率で成功裏に植込みが行われ，APS も 91％の症例で達成されました．1 年後も 79％の症例が MR 2+ 以下で（図7），71％の症例が NYHA Ⅱ度以下であり，6 分間歩行距離も術前より有意に改善しました（図8）．術後 30 日死亡率は 3.4％，1 年死亡率は 18.2％であり（図9），僧帽弁外科手術は 1 年以内に 6.3％の症例で行われました[16]．

　Transcatheter Mitral Valve Interventions（TRAMI）レジストリーはドイツの MitraClip 実臨床に基づいた 20 施設による多施設レジストリーです．患者背景は ACCESS-EU レジストリーと同様で，平均年齢は 76 歳，平均 logistic euroSCORE は 20％です．NYHA Ⅲ度以上の重症心不全症例が約 9 割を占め，LVEF が 30％未満に低下した症例が 34％，機能性 MR が 71％と，こちらも外科手術高リスクの症例が MitraClip の治療対象となっています．APS は 97％と高率に達成され，術後 30 日の死亡率は 4.5％，12 カ月の死亡率は 20.3％でし

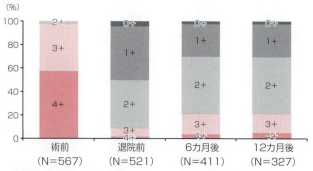

図7 ACCESS-EU試験におけるMR重症度の推移(文献16より)

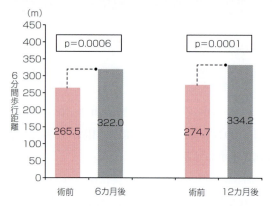

図8 ACCESS-EU試験においてMitraClip治療後に6分間歩行距離は有意に延長する
(文献16より)

た[17]. さらにTRAMIレジストリーからは，MitraClipが高齢者においても若年者と同様に安全で有効な治療であることが報告されています[18].

上記の結果を 図10 ， 図11 にまとめました．FDA申請を目的として行われたEVEREST II試験と外科手術高リスク症例をエントリーさせたEVEREST II HRR，そして実臨床に基づくレジストリーであるACCESS-EUレジストリー，TRAMIレジストリーでは患者背景が大きく異なります．それに伴って術後の生命予後もEVEREST II試験では良好ですが，EVEREST II HRR，ACCESS-EUレジストリーおよびTRAMIレジストリーの治療成績

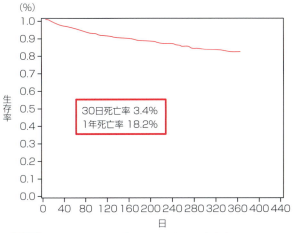

図9 ACCESS-EUレジストリーにおける生存率（文献16より）

	EVEREST II 試験 (n=184)	EVEREST II HRR (n=78)	ACCESS-EU レジストリー (n=567)	TRAMI レジストリー (n=749)
平均年齢（years）	67±13	77±10	74±10	76 [71-81]
男性	63%	63%	64%	62%
NYHA ≧ III	51%	90%	85%	89%
LVEF (%)	60±10	54±14	N/A	N/A
LVEF < 30%	N/A	N/A	34%	34%
Logistic euroSCORE (%)	N/A	N/A	23±18	20 [12-31]
機能性MR	27%	59%	77%	71%

図10 MitraClipに関する各種試験①（文献5,8,16,17より）

	EVEREST II 試験 (n=184)	EVEREST II High Risk Registry (n=78)	ACCESS-EU レジストリー (n=567)	TRAMI レジストリー (n=749)
Acute Procedure Success （クリップが留置され，残存MR2+以下）	77%	79%	91%	97%
30日死亡率	1%	8%	3%	5%
1年死亡率	6%	24%	18%	20%

図11 MitraClipに関する各種試験②（文献5,8,16,17より）

は同等で，real world における MitraClip の概観をつかむことができます．また，EVEREST II HRR，ACCESS-EU レジストリーおよび TRAMI レジストリーの治療成績については治療対象が外科手術困難な高度 MR 症例ということを考えると，十分に許容される結果であると考えられます．繰り返し述べてきたとおり，現在，重症 MR 症例の約半数で外科手術が施行されていない現状があります[19]．このような症例は日常生活を大きく制限され，心不全の増悪による入退院を繰り返し，次第に全身状態が悪化していくという負のサイクルに陥ってしまいます．この領域には大きな unmet medical needs が存在しており，そのような患者さんへの新たな治療オプションにふさわしい治療成績を，これまでの MitraClip を用いた臨床研究は示してきたと考えます．

器質性 MR vs 機能性 MR

MR には器質性 MR と機能性 MR の 2 種類の病態があり，FDA 承認を目的として行われた EVEREST II 試験では器質性 MR の症例が多く登録されました[5]．一方，実臨床のレジストリーでは機能性 MR が主な治療対象となっています[16, 17]．

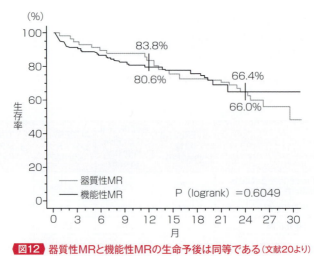

図12 器質性MRと機能性MRの生命予後は同等である（文献20より）

器質性 MR と機能性 MR について比較すると，MitraClip の適応を考えれば自明ですが，器質性 MR の症例は高齢で機能性 MR の症例は低心機能患者が多い傾向にあります[11, 16, 20, 21]．患者背景の異なる両群を比較することにあまり意味はないかもしれませんが，MitraClip 後の器質性 MR と機能性 MR は同等の生命予後（図12）を示しています．一方で慢性期の心不全入院は機能性 MR で多くみられています[20]．機能性 MR においては背景に左室機能障害や心不全の原因となる疾患が存在するため，MR のみが原因の器質性 MR と比較して心事故が多くなると考えられます．器質性 MR であっても，機能性 MR であっても MitraClip は安全かつ有効に行うことができますが，器質性 MR であれば高齢など外科手術高リスクとなる要因，そして機能性 MR においては背景にある基礎心疾患にも注意しながら治療を行うことが重要です．

◆ ◆ ◆

　MitraClip が外科手術の困難な MR に対する代替治療として多くの患者さんの治療に用いられていることを第3章で示しました．

　一方ですべての MR が MitraClip で治療できるわけではありません．MitraClip の適応を考えるうえでは解剖学的適応と臨床的適応の2つの視点を考える必要があります．

MitraClipの解剖学的適応 −EVEREST Criteria, German Consensus, そして……−

　術前の画像評価（主に経食道心エコー〔transesophageal echocardiography：TEE〕）では，MR の重症度評価はもちろん，MitraClip の適応となる解剖であるかを正確に評価する必要があります．

　術前評価として，従来は EVEREST Criteria（図13）[3] が広く用いられてきました．MR は弁自体に異常のある（僧帽弁逸脱症など）器質性 MR と，

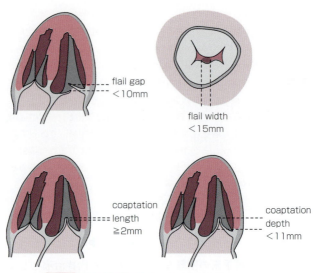

図13 EVEREST Criteria（文献3より）

左室リモデリングに伴って発生する機能性MRの2種類に分けられますが，器質性MR，特に僧帽弁逸脱症の場合には，逸脱した弁尖との距離（flail gap）が10mm未満であり，逸脱弁尖の幅（flail width）が15mm未満の症例が推奨されます．

　一方で，機能性MRの場合には，僧帽弁弁尖接合部長（coaptation length）が2mm以上であり，弁輪から接合部までの距離（coaptation depth）が11mm未満であることが求められます．接合部長が短すぎる症例，つまりcoaptationが不良な症例では，前尖・後尖を適切に捕捉することが困難になります．また弁輪から接合部までの距離が問題になった症例は経験がありませんが，あまりにcoaptationが深い症例ではデバイスの可動長が足りなくなり，弁の捕捉が難しくなることが懸念されます．

　従来はEVEREST Criteriaが一般的でしたが，近年ではドイツ循環器病学会が提唱するGerman Consensusによる評価（**図14**）[22)]がより一般的に用いられていますので，こちらもご紹介したいと思います．前述のようにドイツは世界最多のMitraClip症例数を誇っています．German Consensusは

Optimal	Conditionally suitable	Unsuitable
A2 / P2病変	A1/P1 or A3/P3病変	僧帽弁に穿孔・裂孔あり
弁尖に石灰化なし	把持領域の石灰化	把持領域の高度石灰化
僧帽弁弁口面積 > 4cm^2	弁輪石灰化	僧帽弁狭窄症(弁口面積 < 3cm^2
可動後尖長 ≧ 10mm	弁輪形成術後	or 平均僧帽弁圧較差 ≧ 5mmHg)
Coaptation depth < 11mm	僧帽弁弁口面積 > 3cm^2	可動後尖長 < 7mm
正常弁尖可動	可動後尖長 ≧ 7mm	リウマチ性弁尖肥厚および
Flail width < 15mm	Coaptation depth ≧ 11mm	Carpentier IIIA病変
Flail gap < 10mm	Carpentier IIIB病変	Barlow症候群
	Flail width > 15mm	

図14 German Consensus（文献22より）

このような豊富なMitraClipの経験に基づいて提唱された実践的な診断基準と考えることができます．

German Consensusにおいては僧帽弁の解剖学的所見に基づいて「optimal」，「conditionally suitable」，「unsuitable」の3つに分類します．

「optimal」の項目には，coaptation depth < 11mm，flail width < 15mm，flail gap < 10mmなどEVEREST CriteriaにおいてもMitraClipに適しているとされる解剖学的所見が見られます．さらにcoaptation depth ≧ 11mm，flail width > 15mmなどEVEREST Criteriaを満たさない所見も「conditionally suitable」に分類されており，EVEREST Criteriaと比較してGerman Consensusはより積極的に治療適応を拡大しているということができます．最後に，German Consensusでは「unsuitable」としてMitraClipに不適な解剖も明記しています．ここに分類される「弁穿孔を伴う症例」，「高度石灰化を伴う症例」，「有意な僧帽弁狭窄症を合併する症例」，「可動性のある後尖が7mm未満の症例」などは原則的にMitraClipによる治療は避けるべきであると考えます．

EVEREST Criteria，そしてGerman ConsensusというMitraClipの解剖学的適応を考えるうえで重要な2つの解剖学的診断基準を示しました．一方でこの2つの診断基準はどちらも経験則に基づいた診断基準であり，これらを支持する臨床エビデンスがあるわけではありません．実際にわれわれの

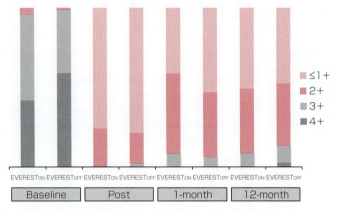

図15 EVEREST Criteriaを超えてMitraClipを行ってもMR減少効果は十分に期待できる（文献23より）

　日常臨床でも EVEREST Criteria や German Consensus を超えて MitraClip を行う症例は数多く存在します．

　Attizzani らは EVEREST Criteria として 図13 に加えて LVEF > 25% および左室収縮末期径 ≦ 55mm をすべて満たす症例を $EVEREST_{ON}$ 群，これらを満たさない症例を $EVEREST_{OFF}$ 群と定義し，EVEREST Criteria を満たさない症例における MitraClip の効果を検討しました[23]．その結果，MitraClip を施行した 171 症例の約半数近い 78 症例（46%）が $EVEREST_{OFF}$ 群に分類されました．しかしながら両群ともに APS 達成率は非常に高く（$EVEREST_{ON}$ 群：100%，$EVEREST_{OFF}$ 群：98%），MR 減少効果（ 図15 ）や心不全の改善についても両群で同等でした．合併症の発生頻度も両群に有意差はなく，1 クリップで治療を終えることができた症例は $EVEREST_{OFF}$ 群のほうが少ない傾向（$EVEREST_{ON}$ 群：62%，$EVEREST_{OFF}$ 群：49%）でした．術後の僧帽弁弁口面積や僧帽弁圧較差も両群で同等です．また，2 クリップ以上の治療となっても，医原性僧帽弁狭窄症が高頻度に発生しているわけではありません．もちろん症例ごとの選択が必要であり，ここに各施設の Heart Team の力量が問われるわけですが，適切に症例を選べば EVEREST Criteria を超

えた MitraClip の治療も可能であることが示唆されました.

さらに 300 例の MitraClip 施行症例において，残存 MR ＞ 2+ の手技不成功（acute procedure failure：APF）の予測因子を検討した研究[24]も報告されています．300 例の MitraClip 施行症例において APF は 32 例（11%）に認められました．APF となった 32 例のうちクリップが留置できなかった"aborted procedure"が 11 例，そしてクリップは留置したものの残存 MR ＞ 2+ となった"clip failure"が 21 例でした．術前のエコー所見をもとにこれらの予測因子を解析したところ，僧帽弁弁口面積 ≦ 3.0cm^2 および平均僧帽弁圧較差 ≧ 4mmHg が"aborted procedure"，僧帽弁逆流弁口面積（effective regurgitant orifice area: EROA）＞ 70.8cm^2 および平均僧帽弁圧較差 ≧ 4mmHg が"clip failure"の独立した予測因子であることが明らかとなりました．これらの結果をもとに著者らは 図16 のような decision tree を提唱しています．

最初のチェックポイントである「MitraClip に不適な解剖」に挙げられているのは，German Consensus で unsuitable とされた項目にも含まれるものです．ここに該当しない，すなわち「No」の症例が進む第 2 チェックポ

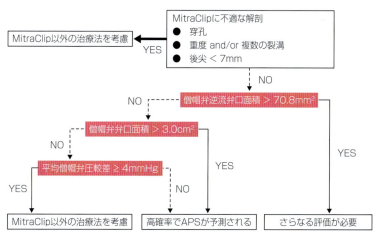

図16 MitraClipのdecision tree（文献24より）

イントは「僧帽弁逆流弁口面積 > 70.8mm^2」．ここも「No」になり，そのうえで第3チェックポイントである「僧帽弁口面積 > 3.0cm^2」に該当すれば，高確率に APS が期待されます．あるいは第3チェックポイントは「No」の場合でも，第4チェックポイントの「平均僧帽弁圧較差 ≧ 4mmHg」に該当しなければ，MitraClip の良い適応症例と考えられます．しかし，僧帽弁弁口面積 > 3.0cm^2 に該当せず，平均僧帽弁圧較差が 4mmHg 以上の症例には MitraClip 以外の治療を検討したほうが良いとしています．言い換えるならば，高確率に ASP が期待できる人とは，「German Consensus の unsuitable に該当せず，僧帽弁逆流弁口面積 ≦ 70.8mm^2」という条件を満たしたうえで，「僧帽弁弁口面積 > 3.0cm^2 または平均僧帽弁圧較差 ≦ 3mmHg の症例」と考えることができます．

　第2チェックポイントである「僧帽弁逆流弁口面積 > 70.8mm^2」に該当する症例は困難な解剖所見をもつケースが多く，本論文でも器質性 MR で flail leaflet になっている症例や機能性 MR で coaptation がまったくない症例などでクリップを留置しても十分な MR の減少が得られないために"clip failure"のハイリスクとなったと考えられます．また第3チェックポイントと第4チェックポイントでともに「No」となる僧帽弁弁口面積 ≦ 3.0cm^2 で平均僧帽弁圧較差 ≧ 4mmHg の症例では，クリップ留置を試みた際に有意な僧帽弁狭窄症をきたし，クリップが留置できなかったために"aborted procedure"の予測因子となったと考察されます．

　第4チェックポイントの平均僧帽弁圧較差 ≧ 4mmHg は，"clip failure"の予測因子ともなっています．これは例えば，1つ目のクリップを留置した後にも MR が残存したケースが考えられます．本来であれば2つ目のクリップを留置するべき所見であるにもかかわらず，1つ目のクリップ留置によって平均僧帽弁圧較差がさらに上昇し，これ以上のクリップ留置を断念せざるをえないのです．その結果として APF となる症例があるからだと考えられます．実際にこのようなケースはわれわれの施設でも日常的に経験しており，MitraClip を行うにあたっては残存 MR と僧帽弁狭窄症のバランスを考えな

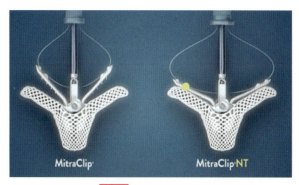

図17 MitraClip NT
(画像提供:アボット バスキュラー社)

従来のMitraClip(左)に比べ,MitraClip NT(右)ではグリッパーの開放角度が広がっている

がら治療戦略を練ることがとても重要です.

　以上,MitraClipを行うにあたっての解剖学的適応や解剖学的所見に基づくAPS・APFの予測因子についてまとめました.第3章のShort Columnで取り上げたように,2016年から従来のMitraClipを改良したMitraClip NT(図17)が導入されています.MitraClip NTの登場によって僧帽弁前尖・後尖の捕捉は容易になると考えられますので,例えばEVEREST Criteriaの機能性MRで提唱されたcoaptation lengthの基準は見直されることになるかもしれません.こうしたことも踏まえて,今後はMitraClip NTを用いた場合の解剖学的適応を検討するべきであると考えています.

臨床的適応
−MitraClipにもToo Lateな症例は存在する−

僧帽弁外科手術とMitraClipの比較を明確にする

　解剖学的適応に引き続いて臨床的適応も重要です.

まず大切なのは，僧帽弁外科手術と MitraClip の違いを明確にすることだと考えています．上記の EVEREST II 試験で示されたように，MitraClip は僧帽弁外科手術と比較して安全性には優るものの，MR の改善という点では劣ります[5]．

第3章の冒頭で取り上げた経カテーテル大動脈弁植込み術（transcatheter aortic valve implantation：TAVI）については，術後の弁機能は外科的大動脈弁置換術（surgical aortic valve replacement：SAVR）とほぼ同等であり，TAVI の適応が大きく広がっていく要因となりました．しかしながら，弁機能という点で外科手術に劣る以上，MR に対する MitraClip を大動脈弁狭窄症（aortic stenosis：AS）に対する TAVI と同じように考えることはできません．

したがって，僧帽弁外科手術の長期成績が確立されている器質性 MR については，可能な限り外科手術を選択し，MitraClip は考慮すべきでないと考えます．特にわが国の心臓外科医の弁形成術の技術は欧米のそれと比較しても高いレベルにあり，わが国での治療を考えた際には，よほどの超高齢者や重大な合併症がない限り，器質性 MR 症例に対する治療の第一選択肢は今後も外科手術とすべきです．

一方で，これまで繰り返し述べてきたように，機能性 MR に対しては外科手術の有用性は確立されていません．特に生命予後の改善という点で，外科手術の機能性 MR に対する有効性は認められないというのが趨勢であると考えられます．

このため，機能性 MR に対しては低侵襲の MitraClip は有効な治療選択肢として期待されています．実際に，MitraClip のヨーロッパにおける実臨床を反映した上述の ACCESS-EU レジストリー[16] や TRAMI レジストリー[25]では，症例の7割以上が機能性 MR です（図10）．

これらを踏まえて，当院における MitraClip の適応・患者選択について図18にまとめました．

当院では，前提として「至適薬物治療抵抗性の有症候性重症 MR」，「外科

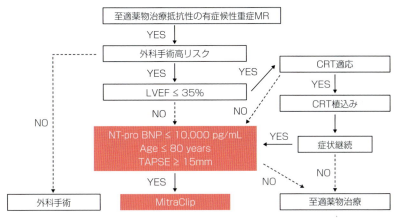

図18 当院におけるpatient selection criteria（文献13より）

手術の高リスク症例（logistic euroSCORE ＞ 20% あるいは何らかの合併症によって手術困難）」という2つの条件を満たす場合にMitraClipを検討しています．

これらの条件を満たし，なおかつLVEFが35%以下に低下している症例では，いったんMitraClipから離れて心臓再同期療法（cardiac resynchronization therapy：CRT）の適応を検討します．CRTの適応があればCRT植込みを行いますが，CRT植込み後も症状が継続する症例やCRTの適応がない症例では再びMitraClipを検討します．また，「至適薬物治療抵抗性の有症候性重症MR」，「外科手術高リスク」の条件を満たし，なおかつLVEFが35%を越える症例でも同様にMitraClipを検討することになります．

ただこの時点でも候補となった症例のすべてがMitraClip治療の対象になるわけではありません．当院のレジストリーにおいては，高齢者（＞80歳），術前NT-pro BNP高値（＞10,000pg/mL），NYHA Ⅳ度，右室機能低下（TAPSE＜15mm）を伴う症例ではMitraClip治療後の予後が不良でした（図20）[13]．このことから外科手術高リスクかつ内科的治療抵抗性の重度MRであっても，上記のような予後不良因子（高齢，NT-proBNP高値，右

CRT ファースト？ MitraClip ファースト？

CRT と MitraClip のどちらを先行させるかについては判断の難しいところです．第2章でも取り上げたように，CRT は機能性 MR を改善させることが確認されています[26-29]．また機能性 MR の治療においては，機能性 MR が生じる原因となっている左室機能障害・左室リモデリングに伴う心不全に対する治療が優先されます．その意味では MitraClip よりも CRT を優先させるべきという考え方が一般的で，当院でもそれに準じています．さらに CRT nonresponder に対する MitraClip の有用性もすでに報告されています（図19）[30]．一方で MR を減少させるという点では，MitraClip のほうが CRT よりも優れるため，症例によっては MitraClip を先に行ってから CRT 植込みを行う場合もあります．今後，MitraClip が機能性 MR に対する標準的な治療として確立された際には，CRT および MitraClip 両方の適応のある症例に対して，どちらの治療を優先して行うべきかについても明らかにするべきと考えます．この点については後述の EVOLVE-HF 試験（NCT02985268）が現在進行中です．

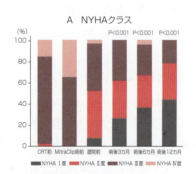
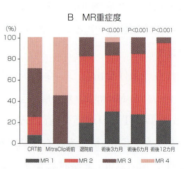

図19 CRT nonresponder の機能性MR症例に対してもMitraClipはMR減少効果，心不全改善効果を認める（文献30より）

	HR (95% CI)	P値
NT-pro BNP > 10,000 pg/mL	3.5 (1.9-6.7)	< 0.001
年齢 > 80歳	2.2 (1.2-4.2)	0.008
NYHA IV度	1.7 (1.0-3.2)	0.049
TAPSE < 15mm	1.7 (1.0-3.2)	0.038

図20 MitraClip施行後の複合エンドポイント（総死亡・LVAD植込み・外科僧帽弁手術・クリップ留置不成功）の予測因子（文献13より）

室機能低下）を合併するような症例では，MitraClipでさえも"Too Late"と判断する場合があります．

MitraClipでも大切な心腎連関

また，同様に"Too Late"な症例を見極めるうえで，腎機能も重要な因子となります．MitraClipの適応となる症例は器質性MRにせよ機能性MRにせよハイリスクな症例が多く，必然的に腎機能障害の合併率も高くなります．当院の症例では，Stage Ⅲ（eGFR < 60mL/min/1.73m^2）以上の慢性腎臓病（chronic kidney disease：CKD）は全体の66％に認め，Stage Ⅳ（eGFR < 30mL/min/1.73m^2）以上も全体の15％に認められました．図21のように，術前の腎機能が低下するとともに生命予後は悪化していきます．さらに多変量解析ではStage Ⅳ以上のCKDが生命予後不良の独立した危険因子であることが示されました[31]．近年，同様の報告が他のグループからも相次いでおり[32, 33]，MitraClipの予後を考えるうえで腎機能は重要な要素になります．

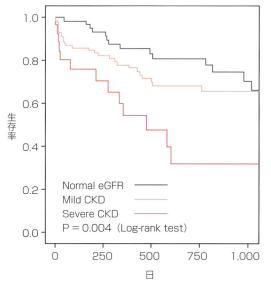

図21 術前腎機能低下とともにMitraClip治療後の生命予後は悪化する（文献31より）

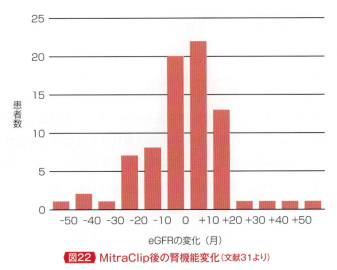

図22 MitraClip後の腎機能変化（文献31より）
術後腎機能改善はMitraClip施行症例の約3割に認められる

さらに興味深い点は，MitraClipを行うことで腎機能が改善する症例があることです．図22に術後の腎機能変化をまとめました．治療後6カ月でeGFRが5 mL/min/1.73m^{2}以上改善した症例を腎機能改善群とすると，MitraClip後の腎機能改善は全体の約3割に認められます．そして症例数の限られた検討になりますが，腎機能改善群における慢性期の生命予後は腎機能改善を認めなかった群と比較して有意に良好でした（図23）[31]．術前の腎機能障害の原因は多様で腎機能改善の有無はMitraClipだけでは説明できない部分もありますが，MitraClipによってMRが減少し，（前方駆出が増加して）血行動態が改善した症例では腎機能も改善し，予後も良好になる可能性を示唆したものと思われます．MitraClip治療後の予後を予測するうえで腎機能の変化は有用かもしれません．

MitraClipは低左心機能症例にも有効か？

さて，MitraClipの適応を考えるうえでも高齢，重症心不全，腎機能低下など"Too Late"な症例が存在することがわかってきました．では術前の

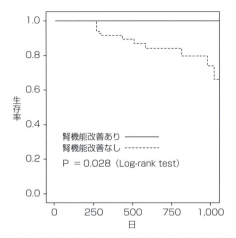

図23 MitraClip後に腎機能が改善した群は慢性期の予後が良好である（文献31より）

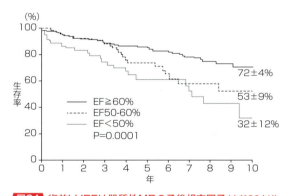

図24 術前LVEFは器質性MRの予後規定因子（文献36より）

左心機能はMitraClip治療後の予後にどのように影響するでしょうか．

これまで述べてきたように，重症MRにおいて左室機能はその自然予後だけでなく，僧帽弁外科手術後の予後とも強く関連します（図24）[34-36]．そして，本来は僧帽弁外科手術が必要な重症MR症例において，手術を行わない理由の筆頭が左室機能低下です[19]．そうなるとMitraClip施行症例での術前左室機能の予後への影響も気になるところです．

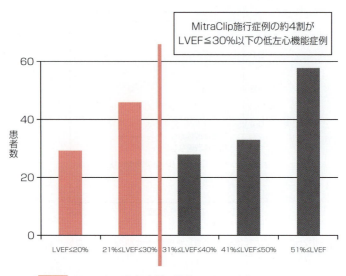

図25 MitraClip施行症例の術前LVEFの分布（文献38より）

　ガイドライン上，僧帽弁外科手術を行ううえでのカットオフ値はLVEF 30%となっています[37]．そこでわれわれの施設でMitraClipを施行した194例を対象に，術前LVEF≦30%とLVEF＞30%で生命予後を比較しました．術前LVEFの分布は 図25 に示す通りで，MitraClip施行症例のうち実に約4割（75例/194例，39%）もが，外科手術が躊躇されるLVEF≦30%の症例で占められています．そして，興味深いことに術前LVEF≦30%群とLVEF＞30%群で術後の生命予後は同等でした（ 図26 ）[38]．Lesevicらのグループからも同様の結果[39]が報告されていますので，僧帽弁外科手術において手術の推奨

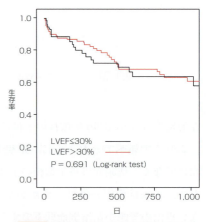

図26 術前LVEF≦30%群とLVEF＞30%群で生命予後は同等（文献38より）

度が下がる LVEF 30% 程度では，MitraClip をためらう必要はないのかもしれません．

一方で LVEF がまったく予後に影響しないかと言われると，そうでもなさそうです．自験例においても，LVEF ≦ 30% の群を LVEF ≦ 20% と LVEF > 20% という 2 群にさらに分けると，症例数が限られるため有意差は認められませんが，明らかに LVEF ≦ 20% 群で生命予後が不良です（図27）[38]．ACCESS-EU レジストリーからの報告でも，図28 のように LVEF 20% を下回ると生命予後が悪化しています[40]．したがって MitraClip を検討する症例においては，術前 LVEF 低下によって治療を躊躇する必要性は僧帽弁外科手術ほどではなさそうですが，やはり LVEF が 20% を下回るような症例の予後は不良と予測せざるを得ないと考えられます．

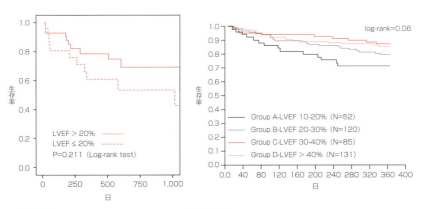

図27 術前 LVEF ≦ 20% 群では予後が悪化する傾向（文献38より）

図28 ACCESS-EU試験でもLVEF 20%以下で予後は顕著に悪化する（文献40より）

また，自験例において LVEF ≦ 30% の群では 75 歳以上の症例（図29），術前 NT-pro BNP > 5,000pg/mL の症例（図30），心房細動合併症例（図31）の生命予後が不良でした[38]．左室収縮機能低下だけでなく高齢や術前心不全のコントロール不良が合併すると，予後は厳しくなることが示唆されます．また心房細動については左室収縮機能低下に心房細動を合併する

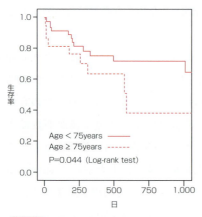

図29 術前低左心機能症例で高齢は予後不良因子（文献38より）

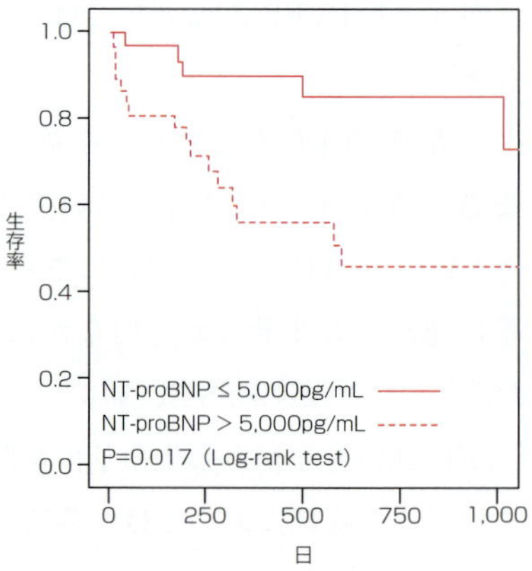

図30 術前低左心機能症例でNT-proBNP高値は予後不良因子（文献38より）

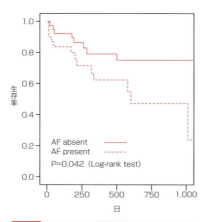

図31 術前低左心機能症例で心房細動は予後不良因子（文献38より）

ことで，心房収縮（atrial kick）がなくなり，それによって前方駆出がいっそう低下することが予後を悪化させる原因と考えています．左室収縮機能が低下したMR症例にMitraClipを検討する際には，これらの危険因子の存在を考慮して，適応や治療戦略を考えることが大切です．

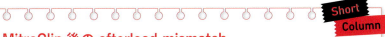

MitraClip 後の afterload mismatch

左室機能が低下した MR 症例に外科手術を行った際には，術後急性期の心拍出低下や左室機能低下が懸念されます [41-43]．この現象は外科手術によって MR が減少・消失することで低圧の左房への血流も減少・消失し，左室の後負荷（afterload）が急激に増大することが主因と考えられ，afterload mismatch と呼ばれています．一方で MitraClip 施行症例では総じて術後の血行動態（心拍出量・心係数（cardiac index）・左室拡張末期圧・肺動脈楔入圧など）の改善が報告されています [4, 44, 45]．僧帽弁外科手術急性期の血行動態悪化は MR を減少させたことによるものだけでなく，開胸や人工心肺の使用，心停止に伴う全身性の炎症，心筋酸化ストレスやフリーラジカルの増大も関与していると考えられるため，MitraClip ではそれほど大きな懸念ではないかもしれません．

ただ MitraClip においても術後に左室機能が低下する症例は存在します．Melisurgo らは MitraClip を施行した機能性 MR の症例 73 例（術前平均 LVEF 27%）を対象に afterload mismatch について検討しました [46]．MitraClip 直後の LVEF 減少率の中央値（LVEF 28% 減少）を afterload mismatch の定義とすると，afterload mismatch は 73 例中 19 例（26％）に認められました．Afterload mismatch が発生した群と発生しなかった群では，術前の LVEF は同等であるものの，左室径が afterload mismatch 発生群で大きく，術後の肺動脈圧が高く右心不全の発生も高率でした．一方で afterload mismatch 発生群でも LVEF は改善し，退院時の LVEF は afterload mismatch 発生群・非発生群で有意差はなく，長期の生存率も同等でした（図32）．ただし 図32 からもわかるように長期予後が同等であっても，治療直後の死亡率は afterload mismatch 発生群で高く，左室拡大が著明な症例など afterload mismatch のハイリスクと考えられる症例では，より注意深い周術期管理が必要と考えられます．

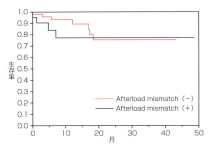

図32 Afterload mismatchと生命予後（文献46より）

MitraClip 後のリバースリモデリング

MitraClip による MR の減少によって左室の容量負荷が軽減されることで，左室のリバースリモデリングや左室収縮機能の改善が期待されます．左室のリバースリモデリングや左室収縮機能改善についてはすでにさまざまな研究で報告されていますが [8, 10, 30]，どのような症例で左室のリバースリモデリングが期待できるのかについてはいまだに明らかではありません．

EVEREST II 試験，EVEREST II HRR，そして EVEREST II 試験から継続された REALISM 試験に登録された 801 例の MitraClip 症例および 80 例の僧帽弁外科手術症例を用いた解析 [47] では，器質性 MR 群・機能性 MR 群ともに左室拡張期末期容積の減少（リバースリモデリング）は治療後 12 カ月後の時点での残存 MR と強く関連していました（図33）．一方で左室収縮末期容積は機能性 MR 群でのみ減少していました．また左房容積は器質性 MR・機能性 MR の両群で残存 MR の程度に応じて減少しました．

このことから MitraClip（あるいは僧帽弁外科手術）において MR 改善程度が左室リモデリング（あるいは左房リモデリング）と関連することが明確に示されました．一方で本研究においては器質性 MR・機能性 MR 両群ともに治療後の左室収縮機能（LVEF）の改善はみられませんでした．

MitraClip 施行症例において左室拡大や重度の左室収縮機能低下は術後の予後を悪化させることが知られています [20, 40]．今後のさらなる研究でどのような症例で左室リバースリモデリングや左室収縮機能の改善が期待できるのかを明らかにすることで，MitraClip の予後や至適症例選択についても新たな知見が加わるものと考えられます．

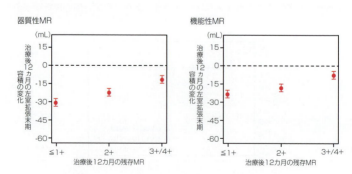

図33 左室拡張期末期容積の減少は治療後12カ月後の時点での残存MRと強く関連（文献47より）

MitraClipは心不全にも有効か？

術前LVEFと並んで僧帽弁外科手術の予後を悪化させるのが，術前の心不全でした[48]．MitraClipにおいてもほとんどの症例が重症心不全を合併し，術前の心不全の程度は予後と関連します．当院のレジストリーにおいてもMitraClip施行症例の9割以上がNYHA Ⅲ度以上の重症心不全で，術前の平均NT-pro BNPも3,452pg/mLと高値です．そして，術前のNT-pro BNP高値は有意にMitraClip治療後の予後を悪化させています（図34）[13]．

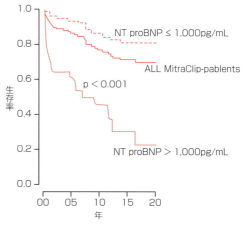

図34 術前NT-pro BNPはMitraClip治療後の生命予後に大きく影響する（文献13より）

一方でこれまで述べてきたように，MitraClipはMRの減少効果という点では僧帽弁外科手術に劣りますが，低侵襲であり心不全を合併したハイリスク症例の治療には適していると考えられています．もしそうであるならばMitraClipの心不全への効果を考えなければなりません．

Franzenらは，3+以上の機能性MRを合併した末期心不全の50例に対するMitraClipの効果を検討しました[49]．症例の平均年齢は70歳で38例（76％）が男性，平均のlogistic euroSCOREは34％，LVEFの平均は19％，CRTを含む至適内科的治療が高率に行われた状態で，全例NYHA Ⅲ度以上の重症心不全を合併していました．

この50例に対して53回のMitraClipが施行され（反復〔redo〕のMitraClip治療が3例で行われた）50回のMitraClipが成功裏に行われました．このようなハイリスク症例においてもMitraClipは有効にMRを改善し，この治療

効果は治療後6カ月の時点でも持続していました（図35）．30日死亡率は6％，6カ月死亡率は19％でしたが，フォローが可能な症例では治療前と比較して治療後6カ月の時点でMRの重症度だけでなく，NYHAクラス（図36），NT-pro BNP（図37），6分間歩行（図38）も改善していました．術前には全例でNYHA Ⅲ度以上の心不全症状を合併していましたが，NYHA Ⅳ度の症例はNYHA Ⅲ度の症例と比較して生命予後が不良でした（図39）．こ

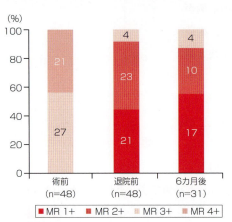

図35 末期心不全に合併した機能性MRに対してもMitraClipはMR改善効果を示す（文献49より）

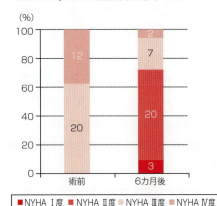

図36 末期心不全に合併した機能性MRに対してもMitraClipは心不全症状を改善する（文献49より）

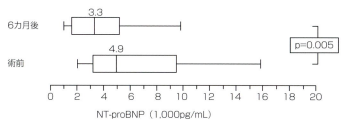

図37 末期心不全に合併した機能性MRに対してもMitraClipはNT-pro BNPを減少させる（文献49より）

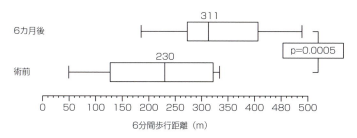

図38 末期心不全に合併した機能性MRに対してもMitraClipは6分間歩行距離を改善させる（文献49より）

の結果から末期心不全に合併した機能性MRに対してもMitraClipは有効にMRを減らすだけでなく，NYHAクラスやNT-pro BNP，6分間歩行距離を改善するなど心不全に対しても有益である可能性が示されました．そして，このような症例においてもやはり術前の心不全管理が予後を見すえたうえで重要であることが示唆されます．

当院のレジストリーおいても，MitraClip治療前と治療後6カ月の時点でのNT-pro BNPを比較しました[50]．図40のようにNT-pro BNPは治療前と比較して治療後6カ月の時点で有意に低下していました．NT-pro BNPの改善については一定の基準はありませんが，BNPで用いられた30％を超える改善した症例をNT-pro BNP responder，30％以下の改善に留まった症例をnonresponderと定義すると，NT-pro BNP responderは全体の53％，そしてnonresponderが47％でした．多変量解析の結果，糖尿病の合併や術前

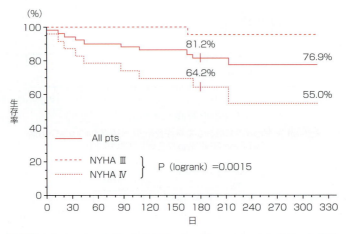

図39 末期心不全に合併した機能性MRに対してMitraClipを行った症例で術前NYHAクラスは生命予後と関連する（文献49より）

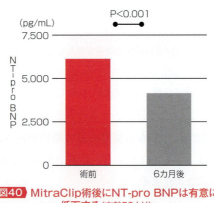

図40 MitraClip術後にNT-pro BNPは有意に低下する（文献50より）

の右室機能障害（TAPSE < 15mm）がNT-pro BNP nonresponderの危険因子であることが示されました．糖尿病と心不全の関連については多くの報告があり[51-53]，さまざまな機序で心不全を悪化させます．今回の研究でそのメカニズムまでを明らかにすることはできませんが，糖尿病合併のMR症例にMitraClipを施行する際には，心不全が遷延することを念頭に置くべき

と考えます．また，右室機能が心不全の予後に影響を与えることも知られています[54-56]．TAPSE 低下（＜ 15mm）は MitraClip 治療後の長期予後を悪化させることは自験例ですでに報告[13]しています．今回の結果は，右室機能低下による長期予後悪化のメカニズムとして，心不全の改善が阻害されることが影響している可能性を示唆しています．

機能性MRに対してMitraClipは本当に有効か？

ヨーロッパあるいはドイツにおける MitraClip の実臨床を反映した ACCESS-EU レジストリーや TRAMI レジストリーにおいて，主な治療対象となっているのは機能性 MR です[16, 17]．当院での経験でも，機能性 MR が全体の 6 割から 7 割を占めています．機能性 MR は有効な治療法が確立されていない領域であり，MitraClip の機能性 MR に対する有効性，特に生命予後改善効果を示すことができれば大きなブレークスルーになります．

これまで，機能性 MR のみを対象としたレジストリー研究でも MitraClip の MR，そして心不全に対する効果は数多く報告されてきました[14, 30, 49]．そして，内科的治療に対する MitraClip の優位性を示唆するデータも複数報告されています[57-59]．Swaans らは，外科手術高リスクの有症状重症 MR 症例において MitraClip 群は術前手術リスクがより高かった（平均 logistic euroSCORE 24 ± 16%）にもかかわらず，生存率は僧帽弁外科手術群と同等で，保存的治療群よりも有意に良好な生存率を示したことを報告しています（図41）[57]．Giannini らは機能性 MR に対して至適薬物治療が行われた群と MitraClip が行われた群について propensity score matching を行ったうえでその予後を比較しました．その結果，至適薬物治療群と比較して MitraClip 治療群は総死亡（図42），心血管死亡（図43），心不全入院（図44）のいずれにおいても低く，MitraClip 治療がこれらを低下させる可能性が示されました[59]．

そして，機能性 MR に対する MitraClip の効果については，現在複数の Randomized 比較試験が進行中です．そのなかでも有症候性（NYHA Ⅱ度以

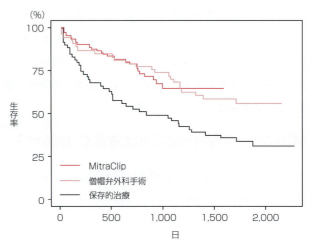

図41 MitraClipの予後は僧帽弁外科手術と同等で保存的治療に優る（文献57より）

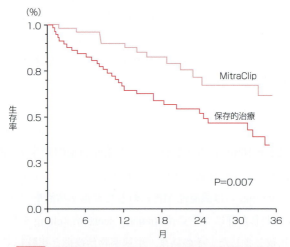

図42 機能性MRに対してMitraClip群は至適薬物治療群と比較して生命予後を改善させる（文献59より）

上）心不全に機能性MRを合併した症例に対する至適内科的治療（CRTを含む）群と至適内科的治療にMitraClipを加えた群を比較したRandomized比較試験であるCOAPT試験（Clinical Outcomes Assessment of the

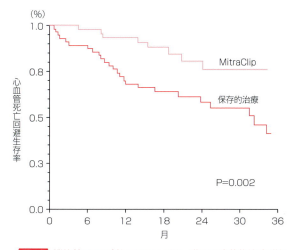

図43 機能性MRに対してMitraClip群は至適薬物治療群と比較して心血管死亡を減少させる(文献59より)

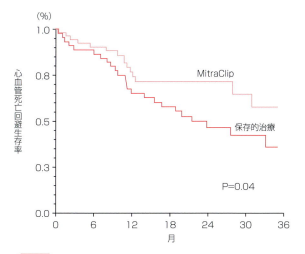

図44 機能性MRに対してMitraClip群は至適薬物治療群と比較して心不全入院を減少させる(文献59より)

MitraClip Percutaneous Therapy for High Surgical Risk Patients Trial, NCT01626079)(http://www.coapttrial.com/)が進行中であり，その結果に注目が集まります．COAPT試験と並んで，ヨーロッパでは同様のプロト

コールで RESHAPE-HF2 試験（NCT02444338），フランスでは MITRA-FR 試験（NCT01920698）が行われています．また機能性 MR に対する Mitra-Clip と僧帽弁外科手術の Randomized 比較試験である MATTERHORN 試験（NCT02371512）もヨーロッパで進行中です．そして上述のように心不全に機能性 MR が合併した症例における CRT と MitraClip の使い分けについてはいまだ明らかでないため，この点に着目した EVOLVE-HF 試験（NCT02985268）もエントリーが開始されました．

　少し大げさな言い方かもしれませんが，MitraClip，あるいは MR に対するカテーテル治療デバイスの未来はこれらの試験の結果に大きく左右されるものと思われます．特に COAPT 試験の結果は米国における MitraClip の

エントリーが進まない RESHAPE-HF2 試験

機能性 MR に対する至適内科的治療と MitraClip の Randomized 比較試験の主なものとして，米国で COAPT 試験，そしてヨーロッパでは RESHAPE-HF2 試験が進行中です．しかし，COAPT 試験と比較して RESHAPE-HF2 試験のほうはかなり症例のエントリーが遅れているようです．

米国において FDA は MitraClip を器質性 MR に対してのみ認可しているため，原則的には機能性 MR の症例は COAPT 試験にエントリーすることで MitraClip を受けることができます．一方でヨーロッパにおいて MitraClip は，器質性 MR にも機能性 MR に対しても CE マークを取得しているため，日常臨床のなかで機能性 MR に対して MitraClip を行うことができます．

したがって，もしヨーロッパにおいて機能性 MR の患者が RESHAPE-HF2 試験にエントリーして至適薬物治療群に割り付けられた場合には，一定期間は MitraClip を受けることができなくなってしまいます．このような状況下で RESHAPE-HF2 試験のエントリーが進んでいないことは，ヨーロッパにおいて多くの医師が機能性 MR に対する MitraClip の有効性をかなり強く感じていることの証左なのではないかと思います．はたしてヨーロッパの医師たちの日常臨床における実感が正しいのか，そうでないのか，COAPT 試験と RESHAPE-HF2 試験の結果が注目されます．

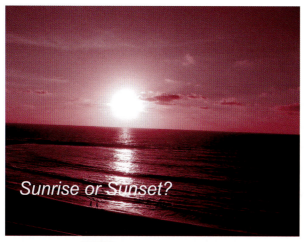

図45 Sunrise or Sunset?

機能性 MR への適応の可否を決定付けるものになります．MitraClip による MR の減少効果は僧帽弁外科手術に明らかに劣るため，僧帽弁外科手術の効果が確立されている器質性 MR に対する MitraClip の適応は限られます．繰り返しになりますが，特にわが国の心臓外科医の技術は欧米と比較しても高いレベルにあり，わが国において器質性 MR に対して MitraClip を行う症例はより限られた状況になると思われます．その反面，機能性 MR については僧帽弁外科手術の役割もいまだ確立されていませんので，この分野において MitraClip の効果，特に生命予後改善効果が示されれば，MitraClip の適応は大きく広がっていくことになると思われます．一方で機能性 MR において MitraClip の明確なメリットが示せなかった場合には，今後，MitraClip への期待はしぼんでいってしまう可能性もあると思われます．近年の学会でのこのような発表では 図45 のようなスライドをたびたび目にしました．現在進行中の一連の Randomized 比較試験が MitraClip にとって Sunrise となるのか，Sunset になるのか，斯界の専門家たちは固唾をのんで見守っているところです．

MitraClipはいつ行うべきか？

　そもそもMitraClipの有効性が確立されていない段階で，MitraClipをいつ行うべきかを議論するのは時期尚早かもしれません．一方で，本来は効果のある治療でも適切な時期に行わなければ十分な効果を発揮できない場合もありますので，現在われわれが手にしているデータからMitraClipの至適施行時期について少し考えてみたいと思います．

　第1章でも書いたことですが，器質性MRについては近年，僧帽弁外科手術による早期治療介入のメリットが示されています（図46）[60]．そしてEVEREST II試験の結果から僧帽弁外科手術とMitraClipの生命予後が同等であることや，Swaansらが示した内科的治療に対するMitraClipの優位性（図41）[57]を考えると，適応のある症例にはMitraClipも早期介入が望ましいと考えることもできます．

　一方で早期介入を行うような器質性MRの症例は，若年で左室機能も保たれた症例が多く，僧帽弁外科手術が可能な症例がほとんどだと思われます．そのため，現時点でMitraClipを器質性MRの早期介入に用いるというのは現実的ではないと考えられます．したがって，器質性MRに対してMitraClipを行うのであれば，やはり超高齢者や左室機能低下，その他の合併症によっ

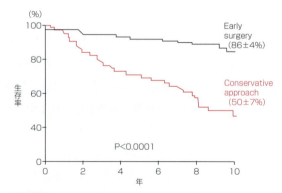

図46　早期外科手術介入は生命予後を改善させる（文献60より）

て僧帽弁外科手術を行うのが困難な症例とするべきと思われます．

　それでは機能性 MR に対して MitraClip で早期介入するという考え方はどうでしょうか？ おそらくこの部分が現在，MitraClip において最も議論されている点かと思われます．日本国内でもしばしば「MitraClip は心移植しか選択肢がないような末期の心不全症例が適応となる」と考えている先生方もいらっしゃいます．上記で紹介した機能性 MR を合併した末期心不全を対象とした臨床研究[49]からもわかるように，もちろんこのような症例が適応となることもありますし，実際に心移植の候補であった症例が MitraClip を行うことで心不全が改善し，心移植を行わずにすんだというケースも存在します．しかしながら，私見ではありますが，恐らくこのような症例も本来は"Too Late"な症例なのではないかと考えます．前述のように術前に，心不全のコントロールが不良な症例（NYHA Ⅳ度や NT-pro BNP 高値）や腎機能が高度に低下した症例での MitraClip の予後は不良です．そして僧帽弁外科手術ほどではないにせよ，LVEF が重度に低下した症例の予後は MitraClip でも不良です[38, 40]．また，機能性 MR に対する外科手術の成績でも高度左室拡大を合併した症例の予後は不良であり（図47）[61]，MitraClip 症例においても左室拡大が高度になるにつれて術後の心不全入院が増加することが報告されています（図48）[20]．このことからも機能性 MR に対する治療にお

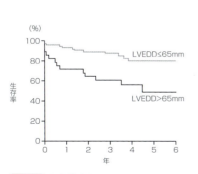

図47 左室拡大（LVEDD>65mm）とともに機能性MRに対する僧帽弁外科手術後の生命予後は悪化する（文献61より）

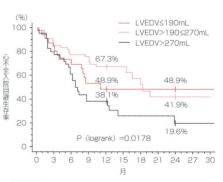

図48 左室拡大の進行とともに機能性MRにMitraClip後の心不全入院回避率は低下する（文献20より）

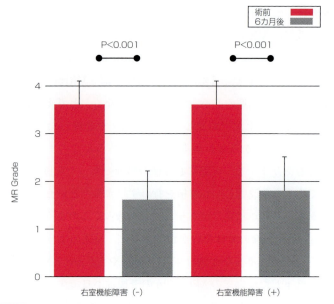

図49 機能性MRに対するMitraClipのMR改善は右室機能障害を合併する症例でも認められる（文献62より）

いては，左室機能障害が進行し，左室リモデリングが重度になる前の介入が重要であり，早期介入の有用性を示唆するものと考えられます．

　また左心機能と同時に右心系の評価も大切です．TAPSE＜15mmを右室機能低下と定義して機能性MRを施行したMitraClip症例における右室機能の役割を検討したところ，MRの改善は右室機能が保たれた症例と右室機能が低下した症例で同等であるにもかかわらず（図49），右室機能の低下した症例では，心不全の指標であるNT-pro BNPの改善がみられず（図50），長期の生命予後も右室機能が保たれた症例と比較して不良でした（図51）[62]．上記のように器質性MRを含むMitraClip施行症例全体でも右室機能低下例ではNT-pro BNP低下が不良であり[50]，右室機能低下症例における心不全の遷延が長期予後を不良にしていることが強く示唆されます．右心系パラメーターに関してはわれわれが報告したTAPSE以外にも術前肺高血圧[63]，

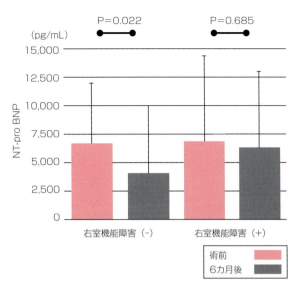

図50 機能性MRに対するMitraClip治療で右室機能障害を合併する症例ではNT-pro BNPの改善が認められない（文献62より）

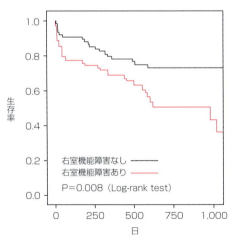

図51 機能性MRに対するMitraClip治療で右室機能障害を合併する症例は生命予後不良
（文献62より）

三尖弁閉鎖不全症（tricuspid regurgitation：TR）[64]，右室収縮能[65]が同様にMitraClip施行後の予後を悪化させることが報告されています．

　右室機能が心不全の予後と関連することはすでに多くの報告がありますが[54-56]，この現象はMitraClip施行症例でも同様です．もちろん上記の右心系パラメーターが示唆することは一様ではありません．心筋障害が左室から右室に広がって右室機能が障害されることや，左心不全によって二次性肺高血圧をきたして

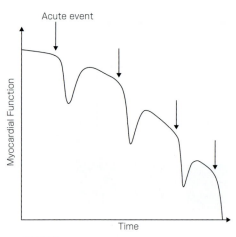

図52 慢性心不全の予後は急性心不全イベントを繰り返しながら増悪していく(文献66より)

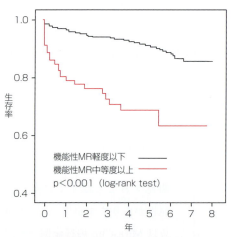

図53 機能性MRは心不全の予後を悪化させる(文献72より)

右室負荷が増加するなど，病態はさまざまです．ただいずれにせよ，このような右心系パラメーターの悪化が病状の進行とリンクしていることは間違いありません．

したがってコントロール困難な心不全（NYHA Ⅳ度，NT-pro BNP 高値遷延），重度の左室機能低下，腎機能障害などと同様に右心系パラメーターの悪化も MitraClip を行うにあたって"Too Late"な症例の指標になると考えられます．

それでは具体的にどのようなタイミングで MitraClip を行うのが最も適切なのでしょうか？

第2章でも取り上げたように慢性心不全の臨床経過は急性心不全を繰り返しながら徐々に悪化していきます（**図52**）[66]．それに伴って心不全の状態も心機能も，そして腎機能などを含めた全身状態も悪化していきます．

機能性 MR が心不全症例の予後を悪化させることは以前から知られています（**図53**）[69-74]．そして第2章で紹介した論文にもあるように，急性心不

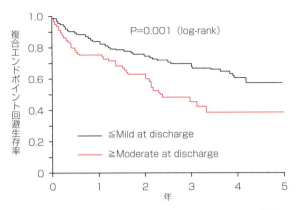

図54 急性心不全症例において退院時FMRの重症度が予後と関連する（文献75より）

全で入院した症例で退院時に中等度以上の機能性MRが残存する症例は予後不良であるという報告もあります（**図54**）[75]．したがってこれは個人的な印象ではありますが，機能性MRを合併する慢性心不全患者さんが急性心不全で入院し，退院時にも中等度以上の機能性MRを合併する場合や，心不全が安定している場合には機能性MRが軽度であっても運動負荷や心不全増悪時にMRが重症化するような症例には積極的にMitraClipを行っても良いのではないかと思います．前述のCOAPT試験などの結果が発表されれば，ここまで議論してきたMitraClipの臨床的適応やMitraClip施行の至適タイミングについても明らかになると考えられます．

MitraClipの弱点をどう考えるべきか
―残存MR, 術後MR再発, 僧帽弁狭窄症―

繰り返し述べてきたように，MitraClipは僧帽弁外科手術と比較してMRの改善という点で劣り，さらに術後に医原性僧帽弁狭窄症をきたす症例も存在します．ここからはMitraClipの弱点である術後の残存MR，MR再発，そして僧帽弁狭窄症について考えてみたいと思います．

MRは完全に消失させるべきか？　残存MRの意義

　MitraClipではAPSを「クリップが成功裏に留置され，残存MRが2+以下」と定義しています[3]．そして多くのレジストリーにおいてAPSの達成率は90％程度であり，約10％の症例には3+または4+のMRが残存します．言うまでもなく，MitraClip施行症例においてAPSの達成が予後に大きく影響することは先行研究で示されています[12, 17, 76]．一方でAPSが達成された症例で，残存MR 1+の症例と残存MR 2+の症例で予後に差があるかについては議論が分かれるところです．EVEREST II試験では，器質性MRを対象とした解析で残存MR 1+群と2+群との間で予後に差は認められませんでした（ 図55 ）[77]．この結果から残存MR 2+以下をAPSの定義としたことの妥当性も示されたと考えられています．しかし2016年に入って，Buzzattiらのグループから「残存MR 2+の症例は残存MR 1+の症例と比較して予後不良である」との報告がなされました[78]．

　そこで当院のレジストリーでもこの点を検討しました[79]．

　当院でMitraClipを施行した255症例の治療成績は 図56 のようになります．APFは25例（クリップを留置できなかった症例が6例，残存MR ≧ 3+が19例）で，APSの達成率は90％でした．これまでの報告と同様にAPF症例の予後はAPS達成症例と比較して不良で（ 図57 ， 図58 ），多変量解析を行ってもAPFは複合エンドポイント（死亡，LVAD植込み，僧帽弁外科手術）の独立した危険因子でした．

　APSを達成した230例の内訳は残存MR 1+が105例，残存MR 2+が125例で，この2群間の予後は同等でした（ 図59 ， 図60 ）．一方，サブグループ解析（ 図61-66 ）を行うとLVEF ≦ 40％，慢性腎臓病，NYHA IV度のグループでは残存MR 2+の症例は残存MR 1+と比較して長期予後が不良であることがわかりました．

　興味深いのは術前左室収縮機能低下（LVEF ≦ 40％）を合併した症例でMR 2+の症例の予後がMR 1+の症例に比べて不良であったことです

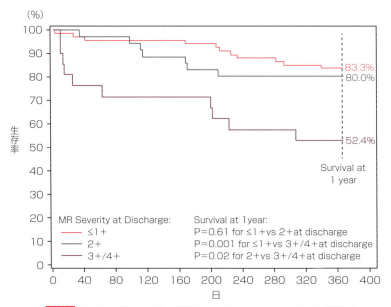

図55 EVEREST II試験　器質性MRに対するMitraClip治療群で残存MR≦1＋と2＋の予後は同等（文献77より）

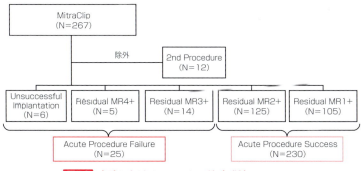

図56 当院におけるMitraClip治療成績（文献79より）

（**図62**）．前述（155ページ・Short Column）のように左室収縮機能低下を合併したMR症例に僧帽弁外科手術を行った際に懸念されるのが，MRが消失することによるafterload mismatchによって左心機能がさらに低下し，予後が悪化することです．このことから左室収縮機能低下を合併したMR

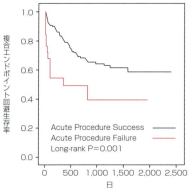

図57 APFによってMitraClip治療後の複合エンドポイント（死亡, LVAD植込み, 僧帽弁外科手術）の発生は増加する（文献79より）

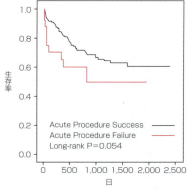

図58 APFによってMitraClip治療後の生存率は低下する（文献79より）

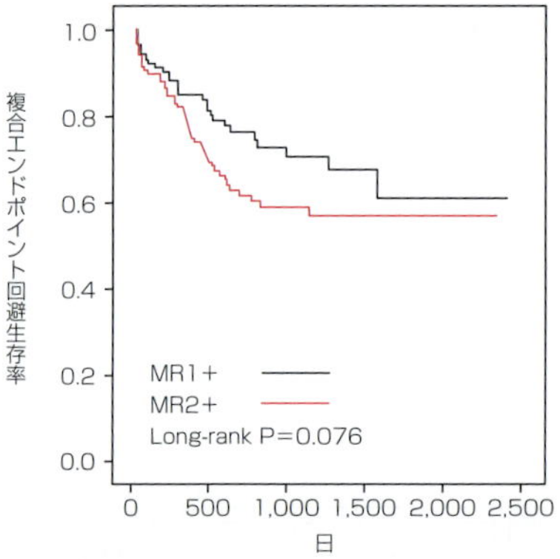

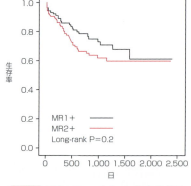

図59 残存MR1+と2+の間で複合エンドポイント（死亡, LVAD植込み, 僧帽弁外科手術）の発生率は同等（文献79より）

図60 残存MR1+と2+の生命予後は同等（文献79より）

症例にMitraClipを施行する際には，MRをある程度残したほうが良いのではないかと考えることもできます．しかしながら今回の結果を見る限り，左室収縮機能低下を合併した症例では少なくともMR 1+までは改善させないと予後を悪化させてしまうようです．MR 1+のなかでMRが完全に消失する症例やわずかにMRが残存する症例と，軽度MRの症例で予後に差があるかについては今後さらなる検討が必要です．

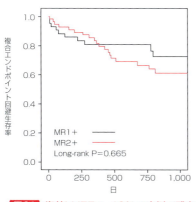

図61 術前LVEF > 40％の症例で残存MR1＋と2＋の予後は同等（文献79より）

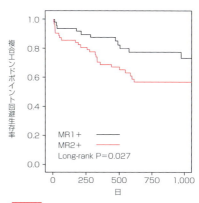

図62 術前LVEF ≦ 40％の症例で残存MR2＋の予後不良（文献79より）

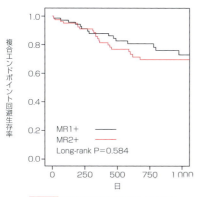

図63 術前NYHA Ⅱ度／Ⅲ度の症例で残存MR1＋と2＋の予後は同等（文献79より）

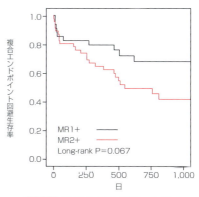

図64 術前NYHA Ⅳ度の症例で残存MR2＋は予後不良（文献79より）

　また，術前NYHA Ⅳ度（図64）や慢性腎臓病（図65）など，MitraClipを行ううえでハイリスクな症例においては，可能な限り残存MRを減らすように努力することの重要性も示唆されます．同時にこれら以外の症例群においては，残存MR 2＋も許容範囲なのかもしれません．MitraClipにおいては，MRを減らすことだけに固執して多数のクリップ留置を行うことは，医原性僧帽弁狭窄症のリスクを増やすことにつながります．MitraClipの手

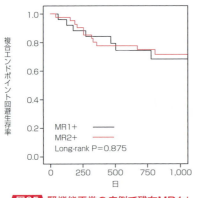
図65 腎機能正常の症例で残存MR1+と2+の予後は同等（文献79より）

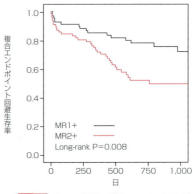
図66 CKD症例で残存MR2+は予後不良（文献79より）

技ではMRを減らすメリットと，医原性僧帽弁狭窄症を起こすリスクのバランスを考慮することが大切です．今回の研究は，個々の症例において最適な治療のエンドポイントを検討することの重要性を示すものと考えられます．

術後MR再発

上記のようにAPSを達成できない不成功症例，つまりMitraClipを行っても3+あるいは4+のMRが残ってしまう症例も問題ですが，APSを達成したにもかかわらずその後にMRが再発してしまう症例も臨床上，大きな悩みのタネになります．

本章の冒頭でも触れたように，EVEREST II試験の4年フォローアップの結果では，術後4年の時点で3+以上のMRはMitraClip群で22%，僧帽弁外科手術群で25%と同等でした．治療後の僧帽弁外科手術を必要とした症例は，1年の時点ではMitraClip群で20%，僧帽弁外科手術群（この群ではredo手術ということになります）では2%，と有意にMitraClip群で高率でした．しかし4年の時点ではMitraClip群で25%，僧帽弁外科手術群で6%と依然としてMitraClip群で高率であるものの，治療後1年から4年までの増加は同等です[6]．この結果はEVEREST II試験の5年フォローアッ

プでも追認されており，MitraClip群と僧帽弁外科手術群で生命予後（図3），治療後半年以降の僧帽弁外科手術の介入（図5）や5年時点でのNYHAク

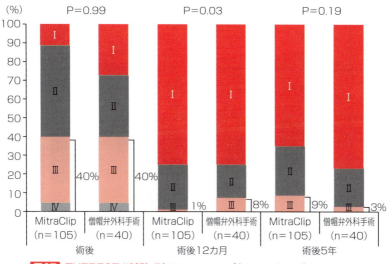

図67 EVEREST II試験 5年フォローアップ（NYHAクラス）（文献7より）

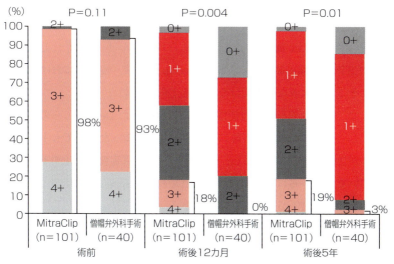

図68 EVEREST II試験 5年フォローアップ（MR重症度）（文献7より）

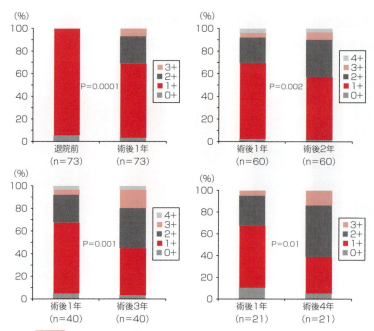

図69 機能性MRに対するMitraClip治療後にMR重症度が経時的に悪化する可能性（文献78より）

ラス（図67）はすべて同等でした[7]．MitraClip群においても，術後1年から5年の間にMR重症度の悪化も認められません（図68）[7]．したがってEVEREST II試験の結果からは，MitraClip治療後，慢性期におけるMRの再発はそこまで大きな懸念ではないと考えられます．

一方で，実臨床において機能性MRを対象としたDe Bonisらの報告によれば，図69のように治療直後にはMR≦1+となった症例でも1年後には約1/3が2+以上のMRを呈し，経年的にMRの重症度が悪化することが示されています．さらに治療後1年の時点で残存MR≦1+の症例でも，術後3年の時点ではMRが進行していました（図70）[78]．

EVEREST II試験と実臨床に基づいたレジストリーにおけるMitraClip術後MR再発についての結果の解離についての理由は判然としません．EVEREST II試験では器質性MRが主にエントリーされ，De Bonisらの研

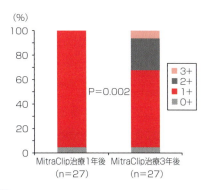

図70 機能性MRに対するMitraClip治療後1年時点で MR≦1+の症例でも経時的にMRが悪化する可能性（文献78より）

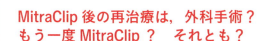

MitraClip 後の再治療は，外科手術？ もう一度 MitraClip ？ それとも？

MitraClip 後の残存 MR あるいは再発性 MR に対してどのような治療を行うのかは判断の難しいところです．

EVEREST II 試験では 5 年フォローで MitraClip 施行症例のうち 28％ が僧帽弁外科手術[7]（21％ は治療後 1 年以内）[5] による治療を受けています．1 年以内に手術が行われた 37 例のうち 20 例は僧帽弁形成術，17 名では僧帽弁置換術が行われました．MitraClip 後に僧帽弁外科手術を受ける場合にも僧帽弁形成が可能な症例はあるものの，MitraClip 後の弁尖損傷やクリップ除去困難により約半数の症例では弁置換術が必要になるようです[80, 81]．

一方で EVEREST II 試験には本来外科手術も可能な症例を対象としたことが，MitraClip 後の高率な僧帽弁外科手術施行率につながっていると考えられます．実臨床では外科手術が困難な症例に MitraClip を行っているため MitraClip 後の僧帽弁外科手術施行率は低下します．欧州における多施設レジストリーである ACCESS-EU 試験では MitraClip 後 1 年以内の僧帽弁外科手術は全体の 6％ の症例に施行され[16]，当院の成績でも MitraClip 後に僧帽弁外科手術を受けた症例は 4％ でした[79]．

一方で，約 4％ 程度の症例には初回 MitraClip 治療後に再度の MitraClip 治療が行われています[13, 82]．また MitraClip 後の残存 MR に対して動脈管閉鎖デバイス[83] や経皮的僧帽弁輪形成デバイス[84] を使用したという報告もみられます．

MitraClip 後の残存 MR や MR 再発に対する治療についてはいまだ確立されてい

ない部分が多く，症例の外科手術忍容性や解剖学的評価による再治療の有用性などを複合的に判断して治療を行いながら，この領域のエビデンスを蓄積していく必要があります．

究では機能性 MR を対象にしていることなどが影響している可能性もあります．今後のさらなる研究によって術後 MR 再発の危険因子を明らかにすることが求められます．

僧帽弁狭窄症

第 3 章でも書いたように，MitraClip は僧帽弁前尖・後尖をクリップで架橋し，二口の僧帽弁口（double orifice）を作るという治療であり，クリップ留置後に弁口面積が減少し，僧帽弁圧較差が上昇することは避けられません．一方で 図14 に示した German Consensus に従って，医原性僧帽弁狭窄症のハイリスクである術前の僧帽弁弁口面積 < 3cm^2 あるいは平均僧帽弁圧較差 ≧ 5mmHg の症例を除外し，術中に僧帽弁圧較差を測定しながら手技を進めれば避けることが可能な合併症でもあります．

そして 図71 に示すように，術前と比較して術後には僧帽弁弁口面積は約 40％減少し，それに伴って僧帽弁圧較差は上昇しますが，術直後と術後 12 カ月，術後 24 カ月の時点での増悪はみられません[85]．また，1 つのクリッ

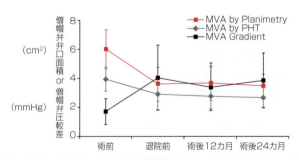

図71 MitraClip治療後に僧帽弁弁口面積は減少し，僧帽弁圧較差は上昇するが，術後の増悪は認められない（文献85より）

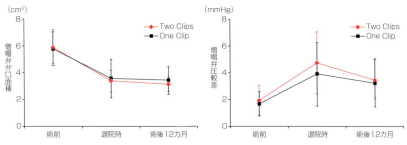

図72 1クリップで治療を終えた群と2クリップの留置を行った群で僧帽弁弁口面積および僧帽弁圧較差の変化は同等である（文献85より）

プで治療を終えた群と2つのクリップ留置を行った群（図72）とでは僧帽弁圧較差，僧帽弁圧較差の変化は同等です（これはもちろん症例を選択して複数のクリップを留置した結果であり，圧較差や弁口面積の評価をせずに留置するクリップを増やしていけば，僧帽弁狭窄症のリスクは上昇します）．また，機能性MR群と器質性MR群の間にも僧帽弁圧較差，僧帽弁圧較差の変化に有意な差は認めません（図73）．

症例報告レベルではありますが，MitraClip治療後に僧帽弁狭窄が進行し，外科手術を要した症例も確認されています[86, 87]．どちらの症例も僧帽弁輪の高度石灰化，あるいは透析症例での弁尖石灰化を伴う症例でした．日本には高齢の患者や透析患者が多いことから，石灰化を伴う症例が多いと考えられます．日本での導入においては術後の僧帽弁狭窄症の進行にも注意が必要と考えられます．

新規MR治療デバイスへの期待
－弁形成デバイス，弁置換デバイス－

MRへのカテーテル治療デバイスのなかで，MitraClipは確立されたエビデンスからも豊富な症例からも，この領域のリーディングデバイスです．実

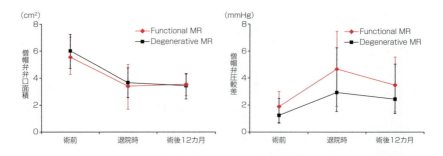

図73 機能性MRと器質性MRでMitraClip治療後の僧帽弁弁口面積および僧帽弁圧較差の変化は同等である（文献85より）

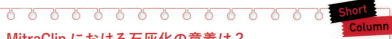

MitraClip における石灰化の意義は？

さまざまな循環器疾患において「石灰化」は治療の妨げになることが多いやっかいな病態です．例えばTAVIにおいてはニューデバイスであるSAPIEN 3（エドワーズライフサイエンス社）の登場により術後の弁周囲逆流は著明に減少しました．しかしSAPIEN 3を留置した症例でも，デバイスのランディングゾーンである大動脈弁輪に石灰化が顕著な症例では弁周囲逆流が起こる症例が多いことが示されています[88]．

それではMitraClipにおいて僧帽弁石灰化はどのような役割を果たすのでしょうか．German Consensus[22]によれば，把持領域の高度石灰化を伴う症例は「unsuitable」に分類されています．僧帽弁輪石灰化（mitral annular calcification：MAC）はAPSや治療後の耐久性に関連しないという報告[89]がある一方で，僧帽弁弁尖石灰化が術後1年でのMR≧3+の予測因子であるとの報告[33]もあることから，僧帽弁のなかでも特にクリップが把持する弁尖の石灰化がMitraClip治療の成績に影響する可能性が高いと考えられます．さらに上記のように僧帽弁輪や弁尖の石灰化が高度な症例では，術後に僧帽弁狭窄が進行する可能性もあります．現時点でMitraClipにおける石灰化病変の意義は確立されてはいません．しかしこのような結果をみる限り，僧帽弁複合体のなかでも特に弁尖の石灰化についてはAPFや遠隔期における僧帽弁狭窄症の進行，MR再発などのリスクと捉えるべきだと考えられます．

企業	アボット バスキュラー社	カルディアック・ディメンション社	ヴァルテック・カルディオ社 (エドワーズライフサイエンス社)	マイトラライン社	ネオコード社
デバイス	MitraClip	Carillon	Cardioband	Mitralign Bident	NeoChord DS1000
原理	Edge-to-Edge テクニック	間接的弁輪形成 (経冠静脈洞)	直接的弁輪形成	直接的弁輪形成	人工腱索植込み
利点	豊富な経験数 (＞40,000) エビデンス	シンプルな手技	外科弁輪形成術 (リング) を再現	Cardiobandより手技がシンプル	外科人工腱索移植を再現
欠点	弁輪形成ができない	MR減少効果が限定される	手技が複雑 高度なimagingを要する	MR減少効果が限定される	心尖部アプローチ
適応	DMR/FMR	FMR	FMR	FMR	DMR

図74 CEマークを取得した僧帽弁形成デバイス (文献112より)

際にMRへのカテーテル治療の約98％でMitraClipが使用されていると言われていますので，現時点では「MRへのカテーテル治療≒MitraClip」と言える状況です．

一方でMitraClipにもこれまで述べてきたようなさまざまな課題が残されています．

現在，MRへのカテーテル治療デバイスとしては，約50種類が開発中です．ここでは，今後の導入が期待されるMitraClip以外のMR治療デバイスのなかで2016年末の段階ですでにCEマークを取得してヨーロッパで使用可能となったデバイスを紹介したいと思います．これらのデバイスの特徴については図74にまとめました．

弁輪形成 (annuloplasty) デバイス

MitraClipは僧帽弁前尖・後尖を縫合するAlfieri手術（Edge-to-Edgeテクニック）をカテーテルで再現したデバイス治療であることを第3章で述べました．一方でAlfieriは，このEdge-to-Edgeテクニックを多くのケースで弁輪形成と併せて行っています[90, 91]．そして弁輪形成を行わなかったAlfieri手術の長期成績が著しく不良であったことから（図75）[92]，MitraClip

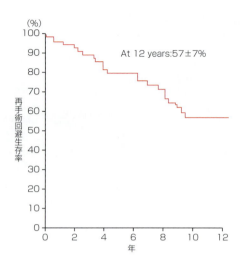

図75 弁輪形成が行われなかったAlfieri手術の予後は不良（文献92より）

においても弁輪形成を行えないことは大きな弱点と考えられています．EVEREST Ⅱ試験の5年フォローアップでは術前と比較して弁輪拡大が進行しないことが報告されていますが[7]，弁輪形成を行えないことでMitraClipの手技成功を妨げるケースや術後のMR再発の原因となる可能性は十分に考えられます．そこで近年，カテーテルを用いた弁輪形成デバイスも数多く登場しています．僧帽弁輪形成デバイスとしてCEマークを取得している3つのデバイスを紹介したいと思います．

Carillon 〜間接的弁輪形成デバイス〜

　Carillon（カルディアック・ディメンション社）は冠静脈洞（coronary sinus）経由で間接的に弁輪形成（indirect annuloplasty）を行うデバイスです（図76）．冠静脈洞経由のアプローチは僧帽弁輪後側および側面への解剖学的な近接性が利点で，冠静脈洞経由でcinchする（締める）ことによって僧帽弁輪を縮小させることができます．これによって弁輪周径が短縮し，弁尖の接合（coaptation）も改善します．Carillonデバイスは2011年にCEマー

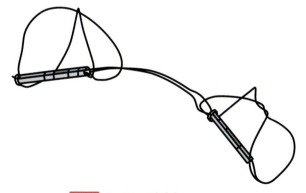

図76 Carillonデバイス（文献93より）

クを取得しています．

　Carillon（図76）は頸静脈アプローチで9Frのシースによって挿入されます．デバイスは2つのナイチノール性アンカーが接続された形になっており，大心臓静脈にアンカーを留置し（図77左），ガイドカテーテルを引き抜くことによって冠静脈洞入口部に近位部のアンカーを留置します（図77右）．そしてデバイスを接続したワイヤーを牽引することによって冠静脈洞の短縮が起こり，僧帽弁輪を（主にseptal-lateral dimension）縮小させることができます[93]．

　Carillonについてsingle armで機能性MRに対する安全性と効果を確認したAMADEUS試験（CARILLON Mitral Annuloplasty Device European Union Study）では登録された48例中30例にデバイスが留置され，弁輪縮小とともに術後6カ月の時点でのMRの改善，6分間歩行距離の延長，QOLの改善が認められました．第二世代のデバイスを用いて行われたTITAN試験（The Transcatheter Implantation of the Carillon Mitral Annuloplasty Device）では機能性MR 53症例中36例にデバイスが留置され，デバイス留置群ではMRの改善，左室容積の縮小，6分間歩行距離の延長が認められました．デバイスが留置されなかった17例のうち8例はデバイスによる左回旋枝の障害が確認されたこと，残りの9例はMRの十分な改善が得られな

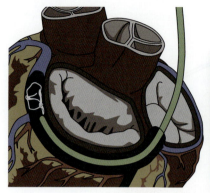
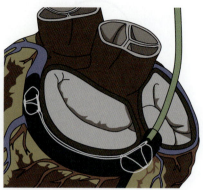

図77 Carillonデバイス(文献94より)

Carillonデバイスは2つのナイチノール性アンカーが接続されており，大心臓静脈にアンカーを留置し（左），ガイドカテーテルを引き抜くことによって冠静脈洞入口部に近位部のアンカーが留置される（右）．

かったことがデバイス回収の理由です[95]．このようにCarillonについてはデバイスの安全性や効果についてまだまだ改善の余地があります．Carillon留置後にMRが残存した症例にMitraClipを行い成功裏に治療した症例の報告[96]もあり適切な症例選択も重要です．

Mitralign Bident ～直接的弁輪形成デバイス・その１～

より外科僧帽弁輪形成術に近い治療を目指すのが直接的弁輪形成デバイスです．僧帽弁前尖は大動脈弁と解剖学的に近いことなどから，治療標的は僧帽弁後尖となります．直接的弁輪形成デバイスにおいては弁輪石灰化や左回旋枝の障害，弁尖損傷などが手技を行ううえでの問題点となります．

Mitralign Bident（以下，Mitralign）（マイトラライン社）は外科の弁輪縫合（suture plication）をカテーテル治療で再現したものです．カテーテルは逆行性に大動脈から左室に進み左室側から僧帽弁にアプローチします（図78左上）．そして，縫合糸（pledget）をA1-P1，A3-P3に留置し（図78右上），それぞれを縫縮（plication）することで弁輪を縮小することが

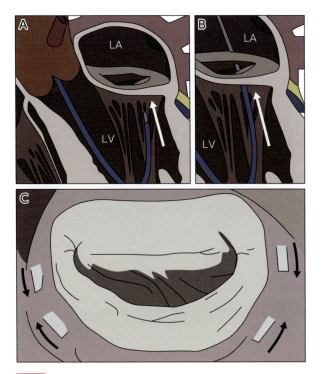

図78 Mitralignデバイス（direct annuloplasty）（文献94より）
カテーテルは逆行性に大動脈から左室に進み左室側から僧帽弁にアプローチする（A）．縫合糸（pledget）をA1-P1, A3-P3に留置し（B），それぞれを縫縮（plication）することで弁輪を縮小する（C）

できます（**図78下**）[97]．Mitralignは2016年に機能性MRに対してCEマークを取得しています．Mitralignは近年，頸静脈アプローチで三尖弁閉鎖不全症（Tricuspid Regurgitation：TR）の治療にも応用されており[98, 99]，今後の展開が注目されます．

Cardioband 〜直接的弁輪形成デバイス・その2〜

Cardioband（ヴァルテック社/エドワーズライフサイエンス社）は大腿静脈アプローチで心房中隔経由に左房へ到達し，左房側から僧帽弁輪前交連

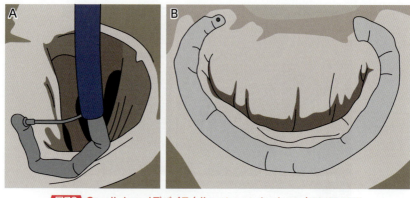

図79 Cardiobandデバイス（direct annuloplasty）（文献94より）
A．前交連から人工チューブ（バンド）を留置していく
B．後交連まで僧帽弁輪後尖に沿ってバンドを留置し，size adjustment toolを用いてTEEでMRの評価を行いながら，リングを適切なサイズにする

から後交連にリングを留置する手技です（図79）[100, 101]．手技はMitraClipと同様に全身麻酔下，TEEガイドで行われます．25Frのシースを介して，ポリエステル製の人工チューブ（バンド）をアンカーによって前交連から後交連まで僧帽弁輪後尖に沿って留置します（図79-A）．その後，size adjustment toolを用いてTEEガイド下にMRの程度を評価しながら，リングを適切なサイズに調整します（図79-B）．

Cardiobandについては31例の機能性MR症例に対する成績が報告されています．Cardiobandは31例中29例（94％）で成功裏に留置され，僧帽弁輪径は有意に短縮しました（図80）．また，入院中に2人が死亡したもののデバイス・手技に関連した事象ではなく，退院時・術後1カ月の時点で術前と比較してMRの重症度は著明な改善を認めました（図81）[102]．

Cardiobandは2015年にCEマークを取得しています．TEEによる高度なイメージングの技術が求められることや手技が複雑であることなどの難点はありますが，外科における標準的な技術であるリング留置を再現できるという点から経皮的僧帽弁輪形成デバイスとして最も期待されるデバイスです．

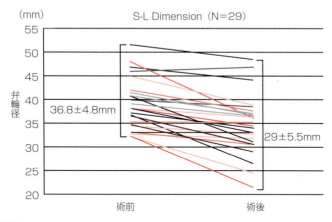

図80 Cardiobandデバイスによって僧帽弁輪径（septal-lateral dimension）は短縮する（文献102より）

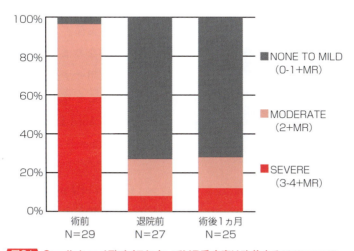

図81 CardiobandデバイスによってMR重症度は改善する（文献102より）

将来は Combination 治療も？

　Cardioband については，MitraClip 治療後の MR 再発に対する治療に用いられて奏功したという症例も報告されています[84]．先に述べたように MitraClip の大きな弱点の一つは弁輪形成ができないことであり，MitraClip 治療後に弁輪形成デバイスである Cardioband による治療を追加することは理にかなった治療です．一方でより生理学的な治療を目指すという点では，このような症例には Cardioband を先に行って僧帽弁の接合（coaptation）をできるだけ生理学的状態に改善した後に，必要であれば MitraClip を行うほうが良いのかもしれません．現在，MitraClip が圧倒的に多くのエビデンス，経験が蓄積されている状態では MitraClip を先に行うというのが現実的だと考えられますが，さまざまな弁形成デバイスが登場するなかでは，このようなデバイスの使い分けやコンビネーション治療の選択肢も重要なテーマになってくると考えられます．

人工腱索植込みデバイス

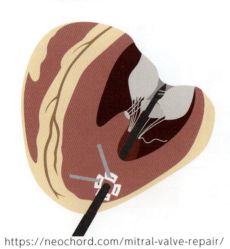

https://neochord.com/mitral-valve-repair/patient/treatment/ を参照して作成．

図82 NeoChord

　心尖部アプローチの手技にはなりますが，人工心肺を使用せずに人工腱索を植込むことを可能にしたのが NeoChord DS1000（以下，NeoChord）（ネオコード社）です（図82）[103]．NeoChord は主に P2 prolapse の病変を治療対象とします．心尖部からアプローチし，アンカーを左室心筋に留置し，もう一方のアンカーを弁尖に留置

し，両者の間に人工腱索が植え込まれます．Neochord については，TACT 試験（The Transapical Artificial Chordae Tendinae）によって治療の安全性・有用性がすでに報告されています[104]．NeoChord は2013年に CE マークを取得し，ヨーロッパを中心にすでに数百例の治療経験が蓄積されており，外科手術に代わる新たなオプションとして期待されます．

新たなMR治療法〜経皮的僧帽弁置換術〜

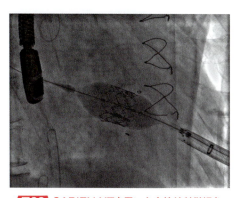

図83 SAPIEN XTを用いた変性外科僧帽弁に対するValve-in-Valveの手技

AS に対する TAVI と同様に MR に対しても人工弁を留置する経皮的僧帽弁置換術（transcatheter mitral valve replacement：TMVR）が今後の新たなデバイス開発の分野として注目を集めています．

変性外科生体弁に対する経皮的アプローチの Valve-in-Valve 手技はすでに数多く報告されています（図83）[105-107]．さらに高度な弁輪石灰化を伴う僧帽弁狭窄症に対してバルーン拡張型の TAVI 用人工弁留置を行ったとする報告もあります[108, 109]．一方で，高度な弁輪石灰化を伴う僧帽弁疾患（9割以上が僧帽弁狭窄症）に対してバルーン拡張型人工弁植込みを行った64例の報告では手技成功率72％，9％に左室流出路狭窄が発生し，1カ月死亡率が30％という結果であり[110]，手技の成功率・安全性どちらもさらなる改善が必要と考えられています．

大動脈弁と比較して僧帽弁（複合体）は解剖学的構造が複雑です．僧帽弁輪は asymmetrical（非対称）であり，管状構造をとらず，特に MR の症例では石灰化も少ないことから，人工弁の留置が困難で留置後の安定性にも欠けます．また上記のように左室流出路狭窄をきたす症例や大動脈弁機能を阻

企業	アボットバスキュラー社	エドワーズライフサイエンス社	エドワーズライフサイエンス社	メドトロニック社	ネオヴァスク社
デバイス	Tendyne	CardiAQ	Fortis	Twelve	Tiara
症例数	31	12	23	15	15
成功率	91%	82%	77%	93%	82%
1カ月死亡率	4%	45%	38%	13%	27%
術後MR0の割合	100%	N/A	89%	93%	N/A

図84 First-in-manを完了し,臨床への応用が期待されるTMVRデバイス（文献112より）

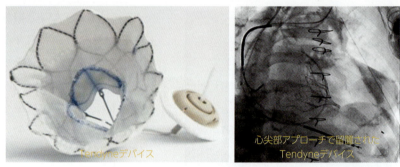

図85 Tendyne（アボット バスキュラー社）

害する症例があるほか，人工弁機能異常や溶血などの懸念もあるため，MRへのTMVRはまだまだchallengingな領域です.

一方で 図84 に示すようにすでにFirst-in-manが完了し，臨床応用に向けて症例が蓄積されているデバイスも存在します．（Fortis〔エドワーズライフサイエンス社〕は血栓イベントのために現在，臨床試験を中断しています）．現時点ではCardiAQ（エドワーズライフサイエンス社）のみが経心房中隔アプローチである以外，デバイスはすべて心尖部アプローチで留置されますが，どのデバイスも今後，小径化とともにより低侵襲な経心房中隔アプローチを目指していくものと思われます．Tendyne（アボット バスキュラー社）（ 図85 ）のようにMRの著明な改善（ 図86 ， 図87 ）とともに高い手技成功率（93％）と安全性（手技死亡0％）を報告しているデバイスもあり[111]，今後のデバイス開発と技術向上が最も期待される領域です．

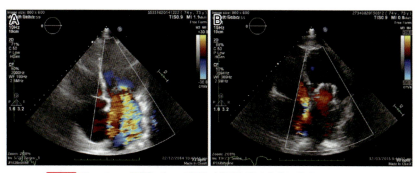

図86 Tendyne留置によって術前の高度MRは完全に消失（文献111より）

(A) 術前　(B) 術後30日

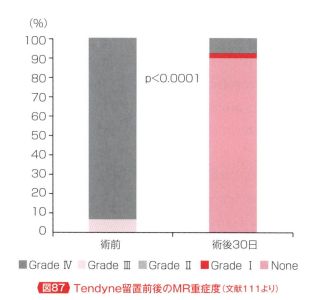

図87 Tendyne留置前後のMR重症度（文献111より）

経皮的僧帽弁形成術か？　経皮的僧帽弁置換術か？

　現時点ではまだまだ発展途上の段階ですが，今後，上記のような経皮的僧帽弁置換術が実臨床に導入されるのはほぼ確実です．そうしたときに

MitraClipをはじめとする経皮的僧帽弁形成術デバイスとの使い分けは大きな議論になると思われます．経皮的僧帽弁形成術デバイスにおいても経皮的僧帽弁置換デバイスにおいても数々のデバイス開発が現在進行形で活発に続いている状況で，この疑問に答えを出すことは難しく，次々と登場するデバイスとそれに伴うエビデンスをアップデートしながら，その時点での最善の治療を行うことが最も大切です．

そしておそらく，MRの治療では「経皮的僧帽弁形成術がすべて！」ということにも「経皮的僧帽弁置換術がすべて！」ということにもならず，これからも症例ごとのデバイスの選択が必要になると考えられます．

図84 にまとめたように，現時点で経皮的僧帽弁置換術は経皮的僧帽弁形成術と比して周術期の死亡率が高く，安全性という点で大きな懸念があります．一方でMRの減少効果という点では経皮的僧帽弁形成術と同等かそれ以上の成績が報告されています．また経皮的僧帽弁置換術においては，経皮的僧帽弁形成術以上に術前のスクリーニング（TEE，CTなど）による解剖学的評価が重要で，至適症例選択が手技の成功と安全性の鍵になります．

そして生理学的な観点では，やはり経皮的僧帽弁形成術のほうが経皮的僧帽弁置換術と比較して，より生理的な僧帽弁の機能を温存することができます．外科手術においても弁置換術による非生理的な左室流入パターンは左室の負荷となり，特に心不全や左室機能低下を合併した症例においては見逃せない点です．

経皮的僧帽弁置換デバイスは総じて大型であり，左房内にも留置されるデバイスであることから血栓症のリスクは高いと考えられます．上記のようにFortis（エドワーズライフサイエンス社）は血栓症のために臨床試験が中断されています．経皮的僧帽弁形成術と異なり，経皮的僧帽弁置換術後には永年の抗凝固療法が必要になると考えられます．

さらに経皮的僧帽弁置換デバイスについては現時点ではCardiAQ（エドワーズライフサイエンス社）を除いてはすべて経心尖部アプローチでありデバイスの小径化によって，より低侵襲な経心房中隔アプローチを可能にする

ことが期待されます．そして上記のように経皮的僧帽弁置換術においてはより正確な術前の解剖学的評価が求められ，TEE に加えて造影 CT も必須になります．最も重要な点は左室流出路閉塞のリスクを評価することであり，現状としては経皮的僧帽弁置換術の候補となる症例の約半数が解剖学的条件のために除外されています．

　これらを総合すると，現時点では安全性の観点でも生理学的な僧帽弁機能・心機能を保つという点でも，さらに臨床での経験やエビデンスの蓄積という点でも MitraClip を中心とした経皮的僧帽弁形成術がこの分野の中心であると考えます．一方で急速に開発が進む経皮的僧帽弁置換術においても手技の安全性は飛躍的に向上すると予想されますし，MR を減少させる効果という点では経皮的僧帽弁置換術は経皮的僧帽弁形成術を上回ると期待されます．こうしたことから，器質性 MR においても機能性 MR においても，外科手術高リスクで病状も進行している症例で解剖学的に経皮的僧帽弁形成術が困難な症例においては，経皮的僧帽弁置換術は新たなオプションになり得ると考えます．

〈参考文献〉
1) St Goar FG, et al. Endovascular edge-to-edge mitral valve repair: short-term results in a porcine model. Circulation. 108, 2003, 1990-3.
2) Condado JA, et al. Percutaneous edge-to-edge mitral valve repair: 2-year follow-up in the first human case. Catheter Cardiovasc Interv. 67, 2006, 323-5.
3) Feldman T, et al. Percutaneous mitral repair with the MitraClip system: safety and midterm durability in the initial EVEREST (Endovascular Valve Edge-to-Edge REpair Study) cohort. J Am Coll Cardiol. 54, 2009, 686-94.
4) Biner S, et al. Acute effect of percutaneous MitraClip therapy in patients with haemodynamic decompensation. Eur J Heart Fail. 14, 2012, 939-45.
5) Feldman T, et al. Percutaneous repair or surgery for mitral regurgitation. N Engl J Med. 364, 2011, 1395-406.
6) Mauri L, et al. 4-year results of a randomized controlled trial of percutaneous repair versus surgery for mitral regurgitation. J Am Coll Cardiol. 62, 2013, 317-28.
7) Feldman T, et al. Randomized Comparison of Percutaneous Repair and Surgery for Mitral Regurgitation: 5-Year Results of EVEREST II. J Am Coll Cardiol. 66, 2015, 2844-54.
8) Whitlow PL, et al. Acute and 12-month results with catheter-based mitral valve leaflet repair: the EVEREST II (Endovascular Valve Edge-to-Edge Repair) High Risk Study. J Am Coll Cardiol. 59, 2012, 130-9.

9) Foster E, et al. Quantitative assessment of severity of mitral regurgitation by serial echocardiography in a multicenter clinical trial of percutaneous mitral valve repair. Am J Cardiol. 100, 2007, 1577-83.
10) Rudolph V, et al. Echocardiographic and clinical outcomes of MitraClip therapy in patients not amenable to surgery. J Am Coll Cardiol. 58, 2011, 2190-5.
11) Grasso C, et al. One- and twelve-month safety and efficacy outcomes of patients undergoing edge-to-edge percutaneous mitral valve repair (from the GRASP Registry). Am J Cardiol. 111, 2013, 1482-7.
12) Sürder D, et al. Predictors for efficacy of percutaneous mitral valve repair using the MitraClip system: the results of the MitraSwiss registry. Heart. 99, 2013, 1034-40.
13) Neuss M, et al. Patient selection criteria and midterm clinical outcome for MitraClip therapy in patients with severe mitral regurgitation and severe congestive heart failure. Eur J Heart Fail. 15, 2013, 786-95.
14) Taramasso M, et al. Clinical outcomes of MitraClip for the treatment of functional mitral regurgitation. EuroIntervention. 10, 2014, 746-52.
15) Nickenig G, et al. Percutaneous mitral valve edge-to-edge repair: in-hospital results and 1-year follow-up of 628 patients of the 2011-2012 Pilot European Sentinel Registry. J Am Coll Cardiol. 64, 2014, 875-84.
16) Maisano F, et al. Percutaneous mitral valve interventions in the real world: early and 1-year results from the ACCESS-EU, a prospective, multicenter, nonrandomized post-approval study of the MitraClip therapy in Europe. J Am Coll Cardiol. 62, 2013, 1052-61.
17) Puls M, et al. One-year outcomes and predictors of mortality after MitraClip therapy in contemporary clinical practice: results from the German transcatheter mitral valve interventions registry. Eur Heart J. 37, 2016, 703-12.
18) Schillinger W, et al. Acute outcomes after MitraClip therapy in highly aged patients: results from the German TRAnscatheter Mitral valve Interventions (TRAMI) Registry. EuroIntervention. 9, 2013, 84-90.
19) Mirabel M, et al. What are the characteristics of patients with severe, symptomatic, mitral regurgitation who are denied surgery? Eur Heart J. 28, 2007, 1358-65.
20) Rudolph V, et al. Aetiology of mitral regurgitation differentially affects 2-year adverse outcomes after mitraclip therapy in high-risk patients. Eur J Heart Fail. 15, 2013, 796-807.
21) Braun D, et al. Percutaneous edge-to-edge repair of the mitral valve in patients with degenerative versus functional mitral regurgitation. Catheter Cardiovasc Interv. 84, 2014, 137-46.
22) Boekstegers P, et al. Percutaneous interventional mitral regurgitation treatment using the Mitra-Clip system. Clin Res Cardiol. 103, 2014, 85-96.
23) Attizzani GF, et al. Extended use of percutaneous edge-to-edge mitral valve repair beyond EVEREST (Endovascular Valve Edge-to-Edge Repair) criteria: 30-day and 12-month clinical and echocardiographic outcomes from the GRASP (Getting Reduction of Mitral Insufficiency by Percutaneous Clip Implantation) registry. JACC Cardiovasc Interv. 8, 2015, 74-82.
24) Lubos E, et al. MitraClip therapy in surgical high-risk patients: identification of echocardiographic variables affecting acute procedural outcome. JACC Cardiovasc Interv. 7, 2014, 394-402.
25) Eggebrecht H, et al. Risk and outcomes of complications during and after MitraClip implantation: Experience in 828 patients from the German TRAnscatheter mitral valve interventions (TRAMI) registry. Catheter Cardiovasc Interv. 86, 2015, 728-35.
26) Breithardt OA, et al. Acute effects of cardiac resynchronization therapy on functional mitral regurgitation in advanced systolic heart failure. J Am Coll Cardiol. 41, 2003, 765-70.

27) Abraham WT, et al. Cardiac resynchronization in chronic heart failure. N Engl J Med. 346, 2002, 1845-53.
28) Cleland JG, et al. The effect of cardiac resynchronization on morbidity and mortality in heart failure. N Engl J Med. 352, 2005, 1539-49.
29) van Bommel RJ, et al. Cardiac resynchronization therapy as a therapeutic option in patients with moderate-severe functional mitral regurgitation and high operative risk. Circulation. 124, 2011, 912-9.
30) Auricchio A, et al. Correction of mitral regurgitation in nonresponders to cardiac resynchronization therapy by MitraClip improves symptoms and promotes reverse remodeling. J Am Coll Cardiol. 58, 2011, 2183-9.
31) Kaneko H, et al. Interaction between renal function and percutaneous edge-to-edge mitral valve repair using MitraClip. J Cardiol. 69, 2017, 476-82.
32) Estévez-Loureiro R, et al. Effect of advanced chronic kidney disease in clinical and echocardiographic outcomes of patients treated with MitraClip system. Int J Cardiol. 198, 2015, 75-80.
33) Ohno Y, et al. Impact of chronic kidney disease on outcomes after percutaneous mitral valve repair with the MitraClip system: insights from the GRASP registry. EuroIntervention. 11, 2016, e1649-57.
34) Delahaye JP, et al. Natural history of severe mitral regurgitation. Eur Heart J. 12 Suppl B, 1991, 5-9.
35) Ling LH, et al. Clinical outcome of mitral regurgitation due to flail leaflet. N Engl J Med. 335, 1996, 1417-23.
36) Enriquez-Sarano M, et al. Echocardiographic prediction of survival after surgical correction of organic mitral regurgitation. Circulation. 90, 1994, 830-7.
37) Nishimura RA, et al. 2014 AHA/ACC guideline for the management of patients with valvular heart disease: a report of the American College of Cardiology/American Heart Association Task Force on Practice Guidelines. J Am Coll Cardiol. 63, 2014, e57-185.
38) Kaneko H, et al. Impact of left ventricular systolic dysfunction on the outcomes of percutaneous edge-to-edge mitral valve repair using MitraClip. Heart Vessels. 31, 2016, 1988-96.
39) Lesevic H, et al. Acute and Midterm Outcome After MitraClip Therapy in Patients With Severe Mitral Regurgitation and Left Ventricular Dysfunction. Am J Cardiol. 116, 2015, 749-56.
40) Schäfer U, et al. Impact of Preprocedural Left Ventricular Ejection Fraction on 1-Year Outcomes After MitraClip Implantation (from the ACCESS-EU Phase I, a Prospective, Multicenter, Nonrandomized Postapproval Study of the MitraClip Therapy in Europe). Am J Cardiol. 118, 2016, 873-80.
41) Appelbaum A, et al. Early risks of open heart surgery for mitral valve disease. Am J Cardiol. 37, 1976, 201-9.
42) Detaint D, et al. Surgical correction of mitral regurgitation in the elderly: outcomes and recent improvements. Circulation. 114, 2006, 265-72.
43) Ross J, Jr. Afterload mismatch in aortic and mitral valve disease: implications for surgical therapy. J Am Coll Cardiol. 5, 1985, 811-26.
44) Siegel RJ, et al. The acute hemodynamic effects of MitraClip therapy. J Am Coll Cardiol. 57, 2011, 1658-65.
45) Gaemperli O, et al. Real-time left ventricular pressure-volume loops during percutaneous mitral valve repair with the MitraClip system. Circulation. 127, 2013, 1018-27.
46) Melisurgo G, et al. Afterload mismatch after MitraClip insertion for functional mitral regurgitation. Am J Cardiol. 113, 2014, 1844-50.

47) Grayburn PA, et al. Relationship between the magnitude of reduction in mitral regurgitation severity and left ventricular and left atrial reverse remodeling after MitraClip therapy. Circulation. 128, 2013, 1667-74.
48) Tribouilloy CM, et al. Impact of preoperative symptoms on survival after surgical correction of organic mitral regurgitation: rationale for optimizing surgical indications. Circulation. 99, 1999, 400-5.
49) Franzen O, et al. MitraClip® therapy in patients with end-stage systolic heart failure. Eur J Heart Fail. 13, 2011, 569-76.
50) Kaneko H, et al. Role of Right Ventricular Dysfunction and Diabetes Mellitus in N-terminal pro-B-type Natriuretic Peptide Response of Patients With Severe Mitral Regurgitation and Heart Failure After MitraClip. Int Heart J. 2017. in press. doi : 10.1536/ihj.16-255. [Epub ahead of print]
51) Kannel WB, et al. Diabetes and cardiovascular disease. The Framingham study. JAMA. 241, 1979, 2035-8.
52) Lewis EF, et al. Predictors of late development of heart failure in stable survivors of myocardial infarction: the CARE study. J Am Coll Cardiol. 42, 2003, 1446-53.
53) Nichols GA, et al. The incidence of congestive heart failure in type 2 diabetes: an update. Diabetes Care. 27, 2004, 1879-84.
54) Ghio S, et al. Prognostic usefulness of the tricuspid annular plane systolic excursion in patients with congestive heart failure secondary to idiopathic or ischemic dilated cardiomyopathy. Am J Cardiol. 85, 2000, 837-42.
55) Kjaergaard J, et al. Right ventricular dysfunction as an independent predictor of short- and long-term mortality in patients with heart failure. Eur J Heart Fail. 9, 2007, 610-6.
56) Meyer P, et al. Effects of right ventricular ejection fraction on outcomes in chronic systolic heart failure. Circulation. 121, 2010, 252-8.
57) Swaans MJ, et al. Survival of transcatheter mitral valve repair compared with surgical and conservative treatment in high-surgical-risk patients. JACC Cardiovasc Interv. 7, 2014, 875-81.
58) Velazquez EJ, et al. The MitraClip and survival in patients with mitral regurgitation at high risk for surgery: A propensity-matched comparison. Am Heart J. 170, 2015, 1050-1059. e3.
59) Giannini C, et al. Comparison of Percutaneous Mitral Valve Repair Versus Conservative Treatment in Severe Functional Mitral Regurgitation. Am J Cardiol. 117, 2016, 271-7.
60) Montant P, et al. Long-term survival in asymptomatic patients with severe degenerative mitral regurgitation: a propensity score-based comparison between an early surgical strategy and a conservative treatment approach. J Thorac Cardiovasc Surg. 138, 2009, 1339-48.
61) Braun J, et al. Restrictive mitral annuloplasty cures ischemic mitral regurgitation and heart failure. Ann Thorac Surg. 85, 2008, 430-6; discussion 436-7.
62) Kaneko H, et al. Prognostic Significance of Right Ventricular Dysfunction in Patients With Functional Mitral Regurgitation Undergoing MitraClip. Am J Cardiol. 118, 2016, 1717-22
63) Matsumoto T, et al. Impact of pulmonary hypertension on outcomes in patients with functional mitral regurgitation undergoing percutaneous edge-to-edge repair. Am J Cardiol. 114, 2014, 1735-9.
64) Ohno Y, et al. Association of tricuspid regurgitation with clinical and echocardiographic outcomes after percutaneous mitral valve repair with the MitraClip System: 30-day and 12-month follow-up from the GRASP Registry. Eur Heart J Cardiovasc Imaging. 15, 2014, 1246-55.
65) Giannini C, et al. Right ventricular evaluation to improve survival outcome in patients with severe functional mitral regurgitation and advanced heart failure undergoing MitraClip therapy. Int J Cardiol. 223, 2016, 574-80.

66) Gheorghiade M, et al. Pathophysiologic targets in the early phase of acute heart failure syndromes. Am J Cardiol. 96, 2005, 11G-17G.
67) Grigioni F, et al. Ischemic mitral regurgitation: long-term outcome and prognostic implications with quantitative Doppler assessment. Circulation. 103, 2001, 1759-64.
68) Koelling TM, et al. Prognostic significance of mitral regurgitation and tricuspid regurgitation in patients with left ventricular systolic dysfunction. Am Heart J. 144, 2002, 524-9.
69) Trichon BH, et al. Relation of frequency and severity of mitral regurgitation to survival among patients with left ventricular systolic dysfunction and heart failure. Am J Cardiol. 91, 2003, 538-43.
70) Bursi F, et al. Prognostic implications of functional mitral regurgitation according to the severity of the underlying chronic heart failure: a long-term outcome study. Eur J Heart Fail. 12, 2010, 382-8.
71) Rossi A, et al. Independent prognostic value of functional mitral regurgitation in patients with heart failure. A quantitative analysis of 1256 patients with ischaemic and non-ischaemic dilated cardiomyopathy. Heart. 97, 2011, 1675-80.
72) Kaneko H, et al. Prevalence and the long-term prognosis of functional mitral regurgitation in Japanese patients with symptomatic heart failure. Heart Vessels. 29, 2014, 801-7.
73) Kaneko H, et al. Functional mitral regurgitation and left ventricular systolic dysfunction in the recent era of cardiovascular clinical practice, an observational cohort study. Hypertens Res. 37, 2014, 1082-7.
74) Kajimoto K, et al. Functional mitral regurgitation at discharge and outcomes in patients hospitalized for acute decompensated heart failure with a preserved or reduced ejection fraction. Eur J Heart Fail. 18, 2016, 1051-9.
75) Wada Y, et al. Prognostic impact of Functional Mitral Regurgitation in Patients Admitted With Acute Decompensated Heart Failure. Circ J. 80, 2016, 139-47.
76) Puls M, et al. Failure of acute procedural success predicts adverse outcome after percutaneous edge-to-edge mitral valve repair with MitraClip. EuroIntervention. 9, 2014, 1407-17.
77) Lim DS, et al. Improved functional status and quality of life in prohibitive surgical risk patients with degenerative mitral regurgitation after transcatheter mitral valve repair. J Am Coll Cardiol. 64, 2014, 182-92.
78) De Bonis M, et al. Optimal results immediately after MitraClip therapy or surgical edge-to-edge repair for functional mitral regurgitation: are they really stable at 4 years? Eur J Cardiothorac Surg. 50, 2016, 488-94.
79) Kaneko H, et al. Impact of residual mitral regurgitation after MitraClip implantation. Int J Cardiol. 227, 2017, 813-9.
80) Glower D, et al. EVEREST II randomized clinical trial: predictors of mitral valve replacement in de novo surgery or after the MitraClip procedure. J Thorac Cardiovasc Surg. 143, 2012, S60-3.
81) Geidel S, et al. Impact of failed mitral clipping on subsequent mitral valve operations. Ann Thorac Surg. 97, 2014, 56-63.
82) Kreidel F, et al. Repeat mitraclip therapy for significant recurrent mitral regurgitation in high surgical risk patients: Impact of loss of leaflet insertion. JACC Cardiovasc Interv. 8, 2015, 1480-9.
83) Kubo S, et al. Transcatheter procedure for residual mitral regurgitation after mitraclip implantation using amplatzer duct occluder ii. JACC Cardiovasc Interv. 9, 2016, 1280-8.
84) Latib A, et al. Percutaneous direct annuloplasty with cardioband to treat recurrent mitral regurgitation after mitraclip implantation. JACC Cardiovasc Interv. 9, 2016, e191-2.
85) Herrmann HC, et al. Effect of percutaneous mitral repair with the mitraclip device on mitral valve area and gradient. EuroIntervention. 4, 2009, 437-42.

86) Pope NH, et al. Late calcific mitral stenosis after MitraClip procedure in a dialysis-dependent patient. Ann Thorac Surg. 95, 2013, e113-4.
87) Cockburn J, et al. Development of mitral stenosis after single MitraClip insertion for severe mitral regurgitation. Catheter Cardiovasc Interv. 83, 2014, 297-302.
88) Kaneko H, et al. Predictors of Paravalvular Regurgitation After Transcatheter Aortic Valve Implantation for Aortic Stenosis Using New-Generation Balloon-Expandable SAPIEN 3. Am J Cardiol. 119, 2017, 618-22.
89) Cheng R, et al. Mitral annular calcification is not associated with decreased procedural success, durability of repair, or left ventricular remodelling in percutaneous edge-to-edge repair of mitral regurgitation. EuroIntervention. 12, 2016, 1176-84.
90) Maisano F, et al. The double-orifice technique as a standardized approach to treat mitral regurgitation due to severe myxomatous disease: surgical technique. Eur J Cardiothorac Surg. 17, 2000, 201-5.
91) Chen X, et al. Minimally invasive edge-to-edge mitral repair with or without artificial chordae. Ann Thorac Surg. 95, 2013, 1347-53.
92) De Bonis M, et al. Long-term results (≤18 years) of the edge-to-edge mitral valve repair without annuloplasty in degenerative mitral regurgitation: implications for the percutaneous approach. Circulation. 130, 2014, S19-24.
93) Schofer J, et al. Percutaneous mitral annuloplasty for functional mitral regurgitation: results of the CARILLON Mitral Annuloplasty Device European Union Study. Circulation. 120, 2009, 326-33.
94) Feldman T, et al. Percutaneous approaches to valve repair for mitral regurgitation. J Am Coll Cardiol. 63, 2014, 2057-68.
95) Siminiak T, et al. Treatment of functional mitral regurgitation by percutaneous annuloplasty: results of the TITAN Trial. Eur J Heart Fail. 14, 2012, 931-8.
96) Grasso C, et al. Catheter-based edge-to-edge mitral valve repair after percutaneous mitral valve annuloplasty failure. JACC Cardiovasc Interv. 7, 2014, e85-6.
97) Siminiak T, et al. Percutaneous direct mitral annuloplasty using the Mitralign Bident system: description of the method and a case report. Kardiol Pol. 71, 2013, 1287-92.
98) Schofer J, et al. First-in-human transcatheter tricuspid valve repair in a patient with severely regurgitant tricuspid valve. J Am Coll Cardiol. 65, 2015, 1190-5.
99) Schofer J. Transcatheter interventions for tricuspid regurgitation: Trialign and Mitralign. EuroIntervention. 12, 2016, Y119-20.
100) Maisano F, et al. Direct access transcatheter mitral annuloplasty with a sutureless and adjustable device: preclinical experience. Eur J Cardiothorac Surg. 42, 2012, 524-9.
101) Maisano F, et al. First-in-man transseptal implantation of a "surgical-like" mitral valve annuloplasty device for functional mitral regurgitation. JACC Cardiovasc Interv. 7, 2014, 1326-8.
102) Maisano F, et al. Cardioband, a transcatheter surgical-like direct mitral valve annuloplasty system: early results of the feasibility trial. Eur Heart J. 37, 2016, 817-25.
103) Seeburger J, et al. Transapical beating heart mitral valve repair. Circ Cardiovasc Interv. 3, 2010, 611-2.
104) Seeburger J, et al. Off-pump transapical implantation of artificial neo-chordae to correct mitral regurgitation: the TACT Trial (Transapical Artificial Chordae Tendinae) proof of concept. J Am Coll Cardiol. 63, 2014, 914-9.
105) Cheung A, et al. 5-year experience with transcatheter transapical mitral valve-in-valve implantation for bioprosthetic valve dysfunction. J Am Coll Cardiol. 61, 2013, 1759-66.

106) Cullen MW, et al. Transvenous, antegrade Melody valve-in-valve implantation for bioprosthetic mitral and tricuspid valve dysfunction: a case series in children and adults. JACC Cardiovasc Interv. 6, 2013, 598-605.
107) Bouleti C, et al. Transfemoral implantation of transcatheter heart valves after deterioration of mitral bioprosthesis or previous ring annuloplasty. JACC Cardiovasc Interv. 8, 2015, 83-91.
108) Sinning JM, et al. Transcatheter mitral valve replacement using a balloon-expandable prosthesis in a patient with calcified native mitral valve stenosis. Eur Heart J. 34, 2013, 2609.
109) Guerrero M, et al. First in human percutaneous implantation of a balloon expandable transcatheter heart valve in a severely stenosed native mitral valve. Catheter Cardiovasc Interv. 83, 2014, E287-91.
110) Guerrero M, et al. Transcatheter Mitral Valve Replacement in Native Mitral Valve Disease With Severe Mitral Annular Calcification: Results From the First Multicenter Global Registry. JACC Cardiovasc Interv. 9, 2016, 1361-71.
111) Muller DW, et al. Transcatheter Mitral Valve Replacement for Patients With Symptomatic Mitral Regurgitation: A Global Feasibility Trial. J Am Coll Cardiol. 69, 2017, 381-91.
112) Taramasso M, et al. Percutaneous mitral valve repair and replacement: complementary or competitive techniques? EuroIntervention. 12, 2016, Y97-Y101.

第5章

今後の可能性：日本にこそ必要なSHD intervention!

MitraClipは本当に MRの治療なのか？

図1 をご覧ください．

病気A	治療X	治療Y
効果	◎	△
安全性	○	◎
エビデンス	◎	△

図1 どちらの治療を選びますか？

　ある病気Aについて治療Xと治療Yの2つの選択肢があります．どちらも入院が必要な治療です．

　治療Xは伝統的な治療で，多くのエビデンスが蓄積されています．病気Aへの効果も抜群です．

　一方で治療Yは最近になって登場した治療で注目されてはいますが，治療Xに比べればまだまだエビデンスの蓄積も不十分です．メリットとしては治療Xに比べて治療Yのほうが入院中の合併症は少ないようですが，その合併症も命に関わるようなものではありません．何より，病気Aへの治療効果が治療Xに劣ります．ある論文では治療Yを受けた人の2割以上で結局，治療Xの治療が必要になってしまうようです．

　果たしてこの説明を受けて，治療Yを選択する方はいらっしゃるでしょうか？　ほとんどの患者さんが治療Xを希望すると思います．

　もうお気付きかと思いますが，病気AはMR，治療Xは僧帽弁外科手術，治療YはMitraClipです．先ほどの **図1** を書き換えると **図2** のようになります．

MR	外科手術	MitraClip
効果	◎	△
安全性	○	◎
エビデンス	◎	△

図2 どちらの治療を選びますか？

　MRについて僧帽弁外科手術とMitraClipの2つの選択肢があります．どちらも入院が必要な治療です．

　僧帽弁外科手術は伝統的な治療で，多くのエビデンスが蓄積されています．MRに対しても非常に優れた治療効果が数多く報告されています．

　一方でMitraClipは最近になって登場した治療で注目されてはいますが，僧帽弁外科手術に比べればまだまだエビデンスの蓄積も不十分です．メリットとしては僧帽弁外科手術に比べてMitraClipのほうが合併症は少ないようですが，その合併症もほとんどが周術期の輸血をカウントしたもので，命に関わるようなものではありません．何より，MRへの治療効果がMitraClipは僧帽弁外科手術に大きく劣ります．EVEREST Ⅱ試験ではMitraClipを受けた症例の2割以上で結局，僧帽弁外科手術が必要になってしまうようです．

　果たしてこの説明を受けて，MitraClipを選択する方はいらっしゃるでしょうか？　ほとんどの患者さんが僧帽弁外科手術を希望すると思います．

　続いて 図3 をご覧ください．

病気B	治療X	治療Y
効果	○	○
安全性	×-△	○
エビデンス	△	△-○

図3 どちらの治療を選びますか？

ある病気 B について治療 X と治療 Y の選択肢があります．どちらも入院が必要な治療です．

治療 X は昔から行われている治療で，病気への効果もそれなりに期待できるようです．しかし，安全性にも懸念があり，これまで多くの治療 X が病気 B に対して行われてきたようですが，結局のところ治療を行わなかったグループと最終的な生存率には差がなかったようです．おまけに安全性へ懸念もあることから，治療 X を行う医師も積極的には勧めにくいと言っています．

一方で最近になって登場した治療 Y は，病気 B への効果は治療 X と同等で安全性は治療 X より優れています．エビデンスについては新しい治療なので現在トライアルが進行していますが，いくつかの研究では治療を行わないグループと比べて明らかに生存率が高いようです．

果たしてこの説明を受けて，治療 X を選択する方はいらっしゃるでしょうか？

ほとんどの患者さんが治療 Y を希望すると思います．

お気付きの方もいらっしゃると思いますが，病気 B は MR を合併した心不全，治療 X は僧帽弁外科手術，治療 Y は MitraClip です．

先ほどの 図3 を書き換えると 図4 のようになります．

MRを合併した心不全	外科手術	MitraClip
効果	○	○
安全性	×-△	○
エビデンス	△	△-○

図4 どちらの治療を選びますか？

MR を合併した心不全について僧帽弁外科手術と MitraClip の選択肢があります．どちらも入院が必要な治療です．

僧帽弁外科手術は昔から行われている治療で，心不全への効果もそれなりに期待できるようです．しかし手術のあとに血行動態の破綻が起きたり左室機能が急激に悪化するなど安全性に懸念があり，これまで多くの僧帽弁外科

手術が行われてきましたが，結局のところ保存的治療を行ったグループと生存率には差がありませんでした．さらに血行動態の破綻や左室機能悪化などのリスクもあり，外科医も積極的には勧めにくい状況です．

一方で最近になって登場したMitraClipは，心不全への効果は僧帽弁外科手術と同等で安全性は僧帽弁外科手術より優れています．エビデンスについては現在COAPT試験などのトライアルが進行していますが，いくつかの研究では保存的治療を行った群と比較して明らかに生存率が高いと報告されています．

果たしてこの説明を受けて，僧帽弁外科手術を選択する方はいらっしゃるでしょうか？

ほとんどの患者さんがMitraClipを希望すると思います．

少し大げさに書きすぎたかもしれませんが，これがMitraClipの立ち位置を端的に表しているのではないかと思います．

MitraClipはMRを合併した "心不全の治療" と考えるべき

このように考えた時に，MitraClipはMRの治療ではなく（MRを合併した）心不全の治療だと捉えたほうが，この治療の長所や位置付けがより明確になるのではないかと考えます．

第2章でも少し触れましたが，これこそが私がこの治療に興味をもった理由でもあります．

渡独する前の3年間，私は循環器専門病院で，冠動脈疾患に対するカテーテル治療を学びました．そのなかで低侵襲のカテーテル治療が，冠動脈疾患の治療に大きく貢献していることを実感することができました．特に急性心筋梗塞に対するカテーテル治療（再灌流療法）の貢献は目を見張るものがあります．

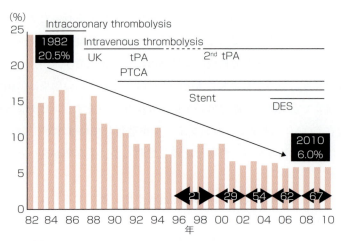

図5 急性心筋梗塞急性期死亡率の推移（東京都CCUネットワークより）

図5 は東京都 CCU ネットワークからの報告ですが，急性心筋梗塞の急性期死亡率（30日以内の院内死亡率）は 1982 年の 20.5% から 2000 年代には 6% 程度まで改善しています．同様の報告は MIYAGI-AMI Registry からも報告されています．1980 年前後から 2000 年代までの期間は冠動脈疾患に対するカテーテル治療が導入され急速な進化を遂げた時期とも一致し，急性心筋梗塞に対する Primary PCI の施行率も経時的に上昇しています（図6）[1]．これらのことから，カテーテル治療の普及が急性心筋梗塞の予後改善に大きく貢献したと考えられます．

一方で心不全の予後については，急性心筋梗塞ほどの劇的な経時的変化はみられません[2-4]．年代別の心不全症例の生命予後は，30日（図7），1年（図8），5年（図9）の年齢調整死亡率は男女ともに改善はみられるものの，男女ともに5年生存率は5割前後であり依然として長期予後は不良です[5]．さらに，急性心不全症例における退院後の再入院も大きな問題です．自験例でも急性心不全で入院し退院した患者の約2割が1年以内に心不全の増悪で再入院しています（図10）．これまでも述べてきたように，心不全の予後は急性心不全のエピソードを繰り返すたびに増悪していきます（図11）．

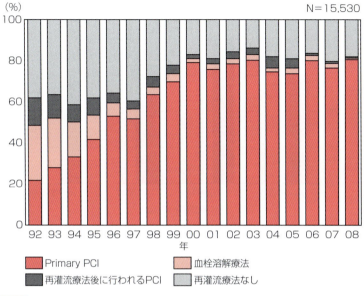

図6 急性心筋梗塞に対する再灌流療法（カテーテル治療）実施率の推移（文献1より）

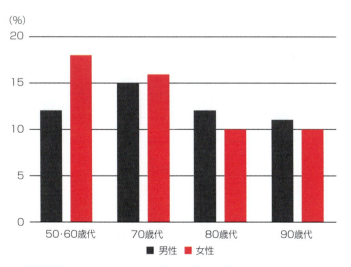

図7 心不全症例の年齢調整死亡率（30日）の推移（文献5より）

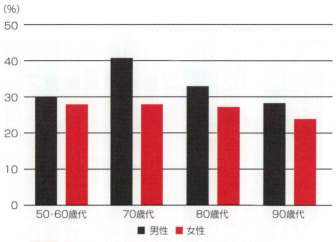

図8 心不全症例の年齢調整死亡率（1年）の推移（文献5より）

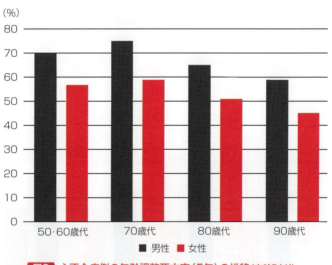

図9 心不全症例の年齢調整死亡率（5年）の推移（文献5より）

　急性心不全症例で退院後に再入院を必要とした症例は，その後も入退院を繰り返す可能性が高く，心不全の治療の難しさを感じていました．
　そのため，低侵襲のカテーテル治療を心不全の治療にも活かすことがで

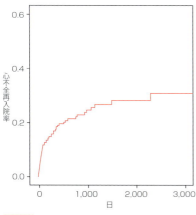

図10 急性心不全症例の退院後心不全再入院率（文献6より）

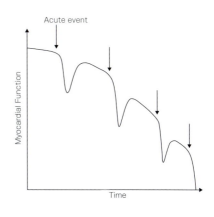

図11 慢性心不全の予後は急性心不全イベントを繰り返しながら増悪していく（文献7より）

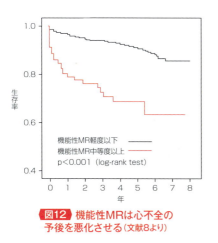

図12 機能性MRは心不全の予後を悪化させる（文献8より）

きれば，心不全の予後を改善できるのではないかと考えていました．同時に，自験例から機能性MRの合併によって心不全患者さんの予後が悪化することが示されたこと（**図12**）[8] もあり，MRに対するカテーテル治療は心不全の治療に大きく貢献するのではないかと考えるようになりました．

ちょうどその頃に読んだのが，第4章でも紹介したCRT nonresponderの機能性MR症例に対するMitraClipの効果を示した論文[9]（**図13**）です．機能性MRと左室リモデリングは互いに病態を増悪させる負のサイクルを作っていますが（**図14**），MitraClipで機能性MRを減らすことができれば，この負のサイクルを断ち切ることができるのではないか（**図15**），そうすれば急性心不全を繰り返して予後が悪化することも防げるのではないかと考

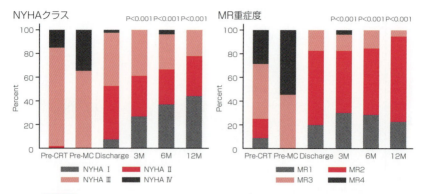

図13 CRT nonresponderの機能性MR症例に対するMitraClipの効果

CRT nonresponderの機能性MR症例に対してもMitraClipはMR減少効果，心不全改善効果を認める（文献9より）

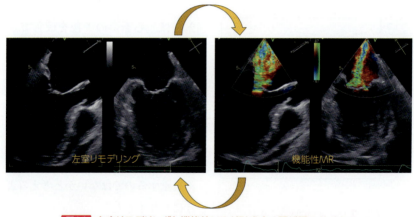

図14 左室リモデリングと機能性MRが形成する悪循環のサイクル

えました（ 図16 ）．これが MitraClip に興味をもったきっかけです．

　MitraClip は MR の改善という点では，僧帽弁外科手術に明らかに劣ります．しかしながら心不全の改善という点では同等であることが示されていますし，何よりも重症心不全に合併した機能性 MR や左室機能低下に至った器質性 MR は心臓外科医が治療介入しにくい領域です．MitraClip は MR の

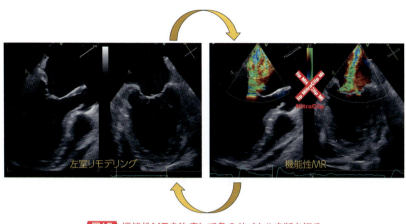

図15 機能性MRを治療して負のサイクルを断ち切る

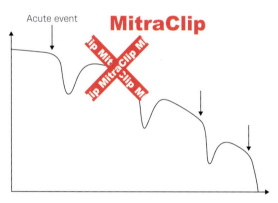

図16 MitraClipによって心不全の予後悪化を食い止めることができるか？（文献10より）

治療として開発されたデバイスですが，今後はMRを合併した心不全の治療デバイスとしての役割が大きくなっていくのではないかと考えています．

心不全パンデミック

日本では近い将来に心不全患者さんが急増し，医療の枠を越え，社会的にも大きな問題となる「心不全パンデミック」が起こると言われています．

日本社会の高齢化は今後も深刻化していくことが予想されます（http://www8.cao.go.jp/kourei/whitepaper/w-2016/html/gaiyou/s1_1.html）（図17）．特に「2025年問題」と言われるように，団塊の世代がすべて75歳以上の後期高齢者になる2025年には，65歳以上の高齢者は約3,500万人，人口のおよそ3割に達します．

　これまでの疫学調査で，年齢が上がるにつれ心不全の発症リスクが上昇することが報告されています（図18）[12,13]．日本では，すでに心不全患者さんが100万人以上，統計によっては250万人も存在すると言われていますが，今後，高齢者人口が増加するとともに，心不全患者さんもさらに増えていくことが予想されます（図19）．そして米国からの報告では，高齢心不全症例における予後をみる生存率の改善は認められず（図20），むしろ再入院

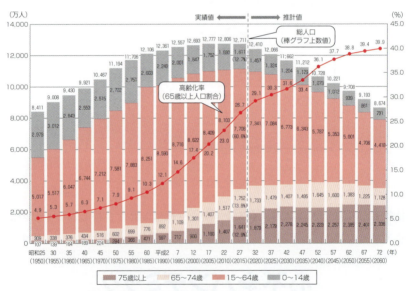

図17 急速に進む日本の高齢化社会（文献11より）

率が上昇していること（図21）がわかります[15]．このことからも心不全，特に高齢者の心不全は循環器医療における大きな課題です．

心不全の増加は医療経済的にも深刻な問題です．わが国の平成26年度の国民医療費（http://www.mhlw.go.jp/toukei/saikin/hw/k-iryohi/14/dl/kekka.pdf）は40兆8,071億円で，増加の一途を辿っています（図22）．医療費のなかで75歳以上の高齢者が占める割合が高い（男性で30.6％，女性で39.8％）ことから（図23），高齢者が今後も増え続けるわが国では，必然的に医療費も増え続けることが予想されます．国民医療費のなかで循環器系疾患の医療費は5兆8,892億円，傷病分類で新生物を抑えて，最も多くなっています（図24）． 米国からの報告では，急性心不全による入院は緊急入院のなかで最も多くの医療費を要する疾患です[17]．日本においても，心不

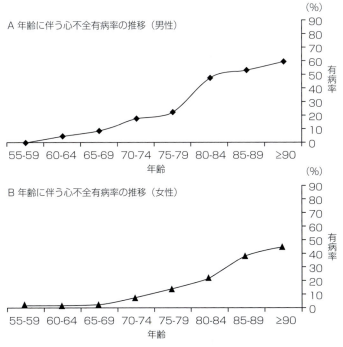

図18 心不全発症リスクは年齢とともに増加する（文献12より）

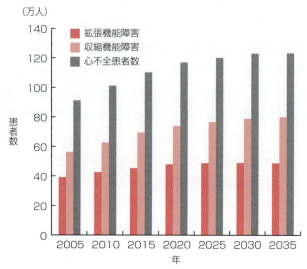

図19 日本の心不全患者数の予測（文献14より）

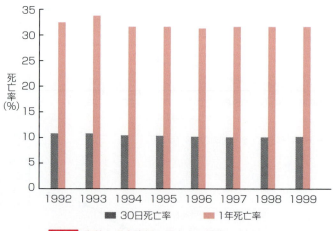

図20 高齢心不全症例の死亡率の推移（文献15より）

全に対する医療費は，循環器系疾患の医療費のなかでもかなり大きな割合を占めていると考えられています．わが国の循環器疾患診療実態調査（JROAD）

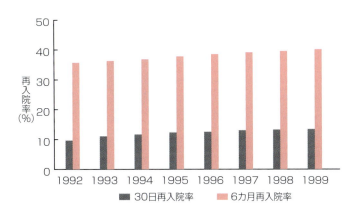

図21 高齢心不全症例の再入院率の推移(文献15より)

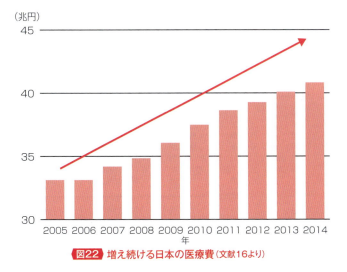

図22 増え続ける日本の医療費(文献16より)

によれば，日本の急性心不全による入院患者数は**図25**のように年々増加しています．したがって心不全を適切に治療していくことは，医療財政的にも極めて重要です．

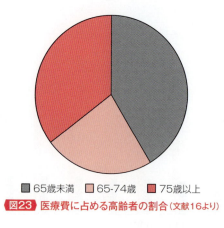

■ 65歳未満　■ 65-74歳　■ 75歳以上

図23 医療費に占める高齢者の割合（文献16より）

傷病分類[1]	順位[3]	平成26年度 医科診療医療費（億円）	構成割合（％）
総　　　数			
総　　　　　　　数		292,506	100.0
循　環　器　系　の　疾　患	1	58,892	20.1
新　　　　生　　　　物	2	39,637	13.6
筋骨格系及び結合組織の疾患	3	22,847	7.8
呼　吸　器　系　の　疾　患	4	21,772	7.4
損傷，中毒及びその他の外因の影響	5	21,667	7.4
そ　　　の　　　他[2]		127,690	43.7
── 65歳未満 ──			
総　　　　　　　数		115,709	100.0
新　　　　生　　　　物	1	14,992	13.0
循　環　器　系　の　疾　患	2	13,063	11.3
呼　吸　器　系　の　疾　患	3	11,819	10.2
精　神　及　び　行　動　の　障　害	4	10,696	9.2
腎尿路生殖器系の疾患	5	8,378	7.2
そ　　　の　　　他[2]		56,760	49.1
── 65歳以上 ──			
総　　　　　　　数		176,797	100.0
循　環　器　系　の　疾　患	1	45,829	25.9
新　　　　生　　　　物	2	24,645	13.9
筋骨格系及び結合組織の疾患	3	15,253	8.6
損傷，中毒及びその他の外因の影響	4	13,490	7.6
腎尿路生殖器系の疾患	5	12,707	7.2
そ　　　の　　　他[2]		64,872	36.7

注：1）傷病分類は，ICD-10（2003年版）に準拠した分類による．
　　2）平成26年度の上位5傷病以外の傷病である．
　　3）「順位」は，各年度の順位である．

図24 医療費に占める循環系疾患の割合（文献16より）

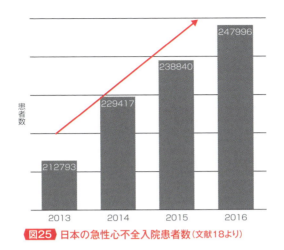

図25 日本の急性心不全入院患者数（文献18より）

心不全における弁膜症の重要性
－日本にこそ必要なSHD intervention!－

図26 に各国における心不全の原因疾患をまとめました．図27 のように，欧米諸国と比較して日本においては，弁膜症を原因とする心不全症例が多いことがわかります．

そして弁膜症を基礎疾患とする心不全のうち，どのような弁膜症が原因となっていたかを東京都CCUネットワークのデータから検証すると，80歳未満（図28左）でも80歳以上の高齢者（図28右）においても，大動脈弁狭窄症（aortic stenosis：AS）とMRが上位を占めます．高齢や心不全を合併したハイリスクのASとMRは，経カテーテル大動脈弁植込み術（transcatheter aortic valve implantation：TAVI）やMitraClip（あるいはそれ以外の経皮的僧帽弁形成術デバイスや経皮的僧帽弁置換デバイス）など低侵襲治療の良い適応対象です．

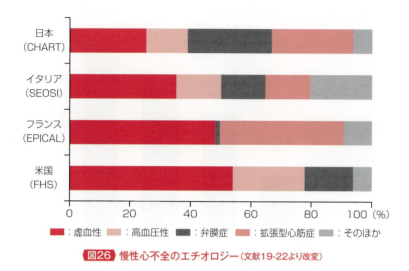

図26 慢性心不全のエチオロジー（文献19-22より改変）

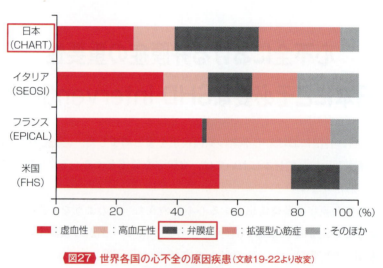

図27 世界各国の心不全の原因疾患（文献19-22より改変）
日本では弁膜症を原因とする心不全が多い

　さらに 図29 に示すように，わが国の心不全患者においては，病態の進行とともに機能性MRが出現する虚血性心筋症や拡張型心筋症も多く，このような症例には今後，MitraClipを中心とするデバイス治療が有効であると考えられています．

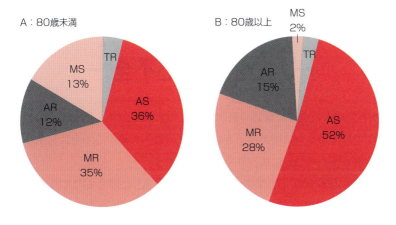

図28 心不全基礎疾患としての弁膜症（東京都CCUネットワークより）

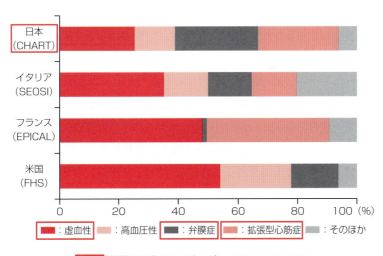

図29 慢性心不全のエチオロジー（文献19-22より改変）

　このようにみたときに，心不全の基礎疾患という点でも，高齢者が多いという点でも，低侵襲のカテーテル治療であるStructural Heart Disease(SHD) interventionはわが国にこそ必要な治療であると考えます．

進化するカテーテルインターベンション
－次の標的は心不全!－

「心不全はあらゆる心疾患の終末像」といわれており，さまざまな病態が心不全の原因あるいは増悪因子となります．このため，心不全に対するデバイス治療も多くの分野に広がりをみせています．

弁膜症も心不全の主たる原因の一つですが，AS に対する TAVI や本書のテーマである MR に対する MitraClip などのデバイス治療はもちろん，近年は三尖弁閉鎖不全症（Tricuspid Regurgitation：TR）に対するインターベンションも注目を集めています．第4章でも紹介したように MR に対する弁輪形成デバイスとして開発された Mitralign は，現在ではむしろ TR に対する治療として注目されています[23]．そして MitraClip も TR の治療に応用されています（図30）[24]．これら以外にも TriCinch（4Tech Cardio 社）[25]や Millipede（Millipede 社）など，TR のためのデバイス開発が進んでいるほか，人工弁を下大静脈（あるいは上・下大静脈）に植え込む治療や，三尖弁外科手術後の Valve-in-Valve や Valve-in-Ring の治療も行われるようになっています．TR は，有病率の高さにもかかわらず積極的な治療が行われていない領域です[26]．そして見過ごされがちですが，TR の長期予後は決して良好ではないことから（図31）[27]，今後のデバイス治療の発展が非常に有望な分野です．

左室瘤閉鎖デバイスである PARACHUTE デバイス（カーディオキネティックス社）[28]は，前壁心筋梗塞後の重度左室リモデリングによって生じた左室瘤の治療に用いられます（図32）．PARACHUTE デバイスについては，左室瘤を伴う重症心不全症例 100 例を対象とした PARACHUTE Ⅲ試験で，その安全性と効果がすでに確認されています[29]．心臓 CT による厳格な解剖学的基準を満たした症例のみが対象となる治療ではありますが，

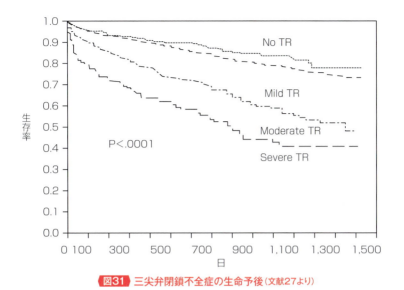

図31 三尖弁閉鎖不全症の生命予後（文献27より）

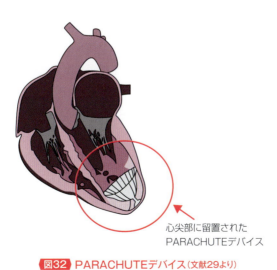

心尖部に留置された
PARACHUTEデバイス

図32 PARACHUTEデバイス（文献29より）

第5章 今後の可能性：日本にこそ必要なSHD intervention!

今後のエビデンスの蓄積と実臨床への普及が期待されます．

β遮断薬やRAS阻害薬など有効な治療が確立されている左室収縮機能が低下した心不全（heart failure with reduced left ventricular ejection fraction：HFrEF）と異なり，左室収縮機能の保たれた心不全（heart failure with preserved left ventricular ejection fraction：HFpEF）については，有効性が示された治療が存在しません．手詰まり感があるなかで心房間シャントデバイスV-Wave（コルビアメディカル社）（図33）[30]はHFpEFの治療のブレイクスルーになる可能性があります．

心不全では，心外因子と呼ばれる多様な病態（腎不全や貧血，低栄養など）が予後に影響を及ぼします．そのなかで中枢性無呼吸も心不全に高率に合併し，心不全を増悪させる因子として重要です[31-33]．これに対しても経静脈的横隔膜ペーシングデバイス（図34）の有用性[34,35]が注目を集めています．

心不全の管理という点では，遠隔モニタリングの有用性が期待されています．心不全の患者さんのなかには通院が困難な患者さんや，やむを得ず入退院を繰り返してしまう患者さんも多くいらっしゃいます．これまで述べてきたように，慢性心不全の管理において心不全入院を予防することは非常に重要であり，このような背景から，デバイスを植え込むことで観血的血行動態評価を継続的に行い，外来通院中の心不全患者さんの状態をモニターするデバイスも開発されています．肺動脈圧を継続的に測定するCardioMEMS™ Heart Failure System（セント・ジュード・メディカル社／アボット バスキュラー社）は，CHAMPION試験によって心不全症例における心不全入院を減少させることを示しました（図35）[36,37]．このほかにも肺内水分量を測定するReDS™（センシブル・メディカル・イノベーションズ社）[38]や，ICDやCRT-Dが植え込まれた症例における胸腔内インピーダンスを測定するOptiVol（メドトロニック社）[39]なども登場しており，この分野の発展によって慢性心不全患者さんの長期的な予後の改善が期待できます．

重症心不全患者さんの循環補助デバイスについても，心室補助デバイスを含め多数のデバイスが開発中で，以前と比較して安全性も耐久性も大き

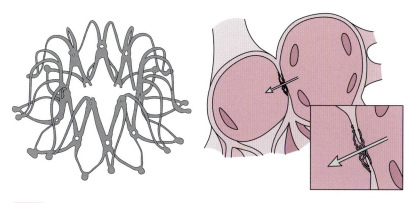

図33 HFpEFへの治療オプションとして期待される心房間シャントデバイス（文献30より）

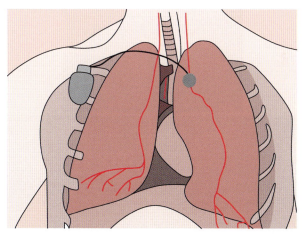

図34 中枢性睡眠時無呼吸に対する経静脈的横隔膜ペーシングデバイス（文献34より）

第5章 今後の可能性：日本にこそ必要なSHD intervention!

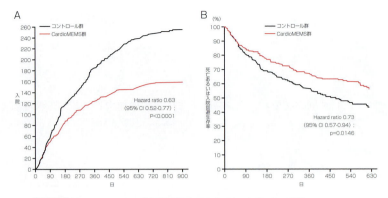

図35 遠隔モニタリングの有用性を示したCHAMPION試験（文献36より）

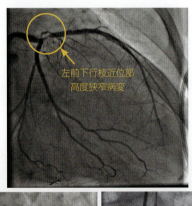

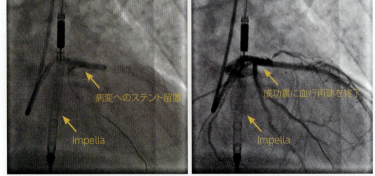

図36 Impella®サポートによるHigh-Risk PCI

く改善されています[40-43]．循環補助用心内留置型ポンプカテーテルである Impella®（アビオメッド社）はわれわれの日常臨床でも用いられています．供覧する症例でも，重度低心機能の左前下行枝近位部病変に対するカテーテル治療を Impella® サポートで安全に行うことができました（図36）．重症心不全で循環補助が必要な症例は今後，ますます増加すると考えられています．日本では心臓移植はいまだにハードルの高い治療ですので，こうしたデバイス治療も重症心不全患者さんにとっては重要な治療選択肢になります．

　心不全パンデミックと呼ばれるように心不全患者数の急増が確実な状況を受けて，心不全の病態に対してさまざまな角度からデバイス治療の可能性が模索され，そして実際に多くの新規デバイスが開発中です．心不全に対するデバイス治療は現在，非常に活発な分野であり，大きな関心を集めています（図37）．この分野の発展が将来の心不全治療を発展させることが期待されます．

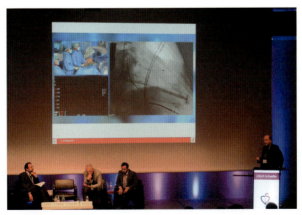

図37　心不全へのデバイス治療は大きな注目を集めている

写真は 2016 年 12 月に行われた心不全治療デバイスのワークショップ「Device Therapies for Heart Failure 2016（D-HF 2016）」でのビデオライブ（PARACHUTE デバイス）の様子．

心不全のトータルマネージメントに Heart Teamは必須

例えば以下のような患者さんが病棟に入院してきたとします．

◎ 62歳，男性．
◎病歴：
以前から診療所で慢性心不全，高血圧，糖尿病などの診断でカルベジロール，ニフェジピン，フロセミド，グリメピリドなどを内服していたが，2週間ほど前から足のむくみと息切れが増加．前日夜に呼吸困難が増悪したため，救急外来を受診．急性心不全の診断で入院．
◎既往歴：高血圧，糖尿病
診察時，患者は起坐呼吸の状態で，酸素をマスクで投与されSpO2は90％台前半．血圧は100/68mmHg，脈拍は104bpmです．心電図は洞性頻脈でwide QRS．心エコーで左室は著明に拡大し，左室駆出分画率（left ventricular ejection fraction：LVEF）は15％程度，重度のMR，TRを認めています．

こういった症例にはさまざまな角度からの病態評価と治療が必要です．

もちろん急性期には循環動態を安定させ，急性心不全（非代償性心不全）を代償性心不全の状態にもっていくことが先決です．血圧も低めで呼吸状態も不良であれば，IABPやPCPS，場合によってはVADなどの機械的サポートや人工呼吸なども考慮します．

将来的な薬物治療という点では，β遮断薬の増量やRAS阻害薬（ACE阻害薬／アンジオテンシン受容体拮抗薬）の導入，アルドステロン拮抗薬の導入が考えられます．今後はアンジオテンシン受容体ネプリライシン阻害

薬[44]も選択肢になると思われます．糖尿病や高血圧などの既往症もあることから，虚血性心筋症の評価として冠動脈造影検査も必要でしょう．糖尿病を合併した低心機能の症例なので，冠動脈疾患が重症ならば心臓外科医にバイパス手術をお願いするべきかもしれません．

QRSがwideですので心臓再同期療法（cardiac resynchronization therapy：CRT）も検討すべきです．低心機能で致死的心室性不整脈の予防も必要なので，CRTを入れるのであればCRT-Dになるでしょう．

そして機能性MRも，重度であれば今後はもちろんMitraClipも検討できます．将来的には，TRに対するカテーテル治療もオプションになります．

心臓リハビリテーションや栄養状態の評価も欠かせません．

慢性腎臓病や貧血，睡眠時無呼吸など心不全に悪影響を与える病態があれば，その管理も大切です．もちろん糖尿病と高血圧のコントロールも重要です．

さらに62歳と若年ですので，最終的には心移植という選択肢があることも少しだけ頭に入れておきます．

現在，活発に研究が進んでいる再生医療が臨床に応用されれば，このような患者さんにとっては非常に期待される治療選択肢になります．

医療スタッフも循環器内科医，心臓外科医，リハビリテーション科などのさまざまな専門分野の医師をはじめ，看護師さんや理学療法士さん，そして家族のサポートやソーシャルサポートも欠かせません．

大切なことは 図38 のように患者さんの病態について，各分野の専門家がそれぞれの立場から意見を出し合って，もちろん患者さんやご家族とも議論をして，一人ひとりの患者さんにとってどんな治療がベストなのかを模索していくことだと思います（ 図39 ）．

これからの心不全医療では決して個々の医師の専門領域に偏ることなく，さまざまな視点から患者さんの病態を総合的に評価して治療していく，「心不全のトータルマネージメント」が求められます．さまざまな分野の専門家がチームを作り，まさしくHeart Teamとして治療にあたることが，とても大切です．特にMitraClipを検討するような高齢の患者さんやさまざまな病

態を合併した患者さん，重症心不全の患者さんの診療にあたる際には，より充実した Heart Team による心不全のトータルマネージメントが重要です．

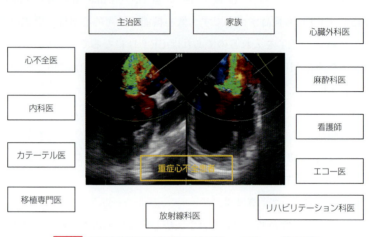

図38 心不全治療には多職種によるHeart Teamが不可欠

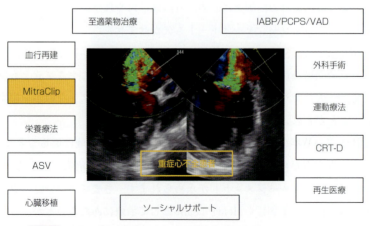

図39 多様な治療選択肢の中から最善の治療を模索していくことが重要

MitraClipは治療オプションの一つにすぎない
大切なのは多様な選択肢をもつこと

　MitraClipについて長々と書いておきながら，今さら何を言うんだと怒られるかもしれませんが，MitraClipは弁膜症あるいは心不全に対する多くの治療オプションの一つにすぎません．同時に，MitraClipを含めてさまざまな選択肢をもつことはとても大切です．

　日本では心移植を考慮することは，現実的には難しい状況です．

　それに加えて日本にはデバイスラグという問題点があり，諸外国で使用可能なデバイスが日本では使えないという事象が数多く存在します．MitraClipについてもヨーロッパでは2008年にCEマークを取得（米国では2013年に器質性MRに対してFDA認可）しており，すでに10年近い遅れが生じています．

　上記のように心不全治療への応用が期待されるデバイスが現在，数多く開発されています．安全性を確認することはもちろん大切ですが，できることならば一日も早くこれらの治療が治療選択肢の一つとして日本の医療現場に導入されることを願います．そして近い将来には，日本から世界に新しい治療，新しいエビデンスを発信することができればと考えています．

　そのためにまず必要なのは，こういったさまざまな治療を知識としてもつだけでなく，身をもって経験して十分に理解するということです．幸いにして私は，MitraClipをはじめTAVIや今後日本に導入されるであろう左心耳閉鎖デバイス（Watchman）などについて，多くの経験をドイツで積むことができました．この経験を活かして，日本の循環器医療，循環器学の発展に，そして心臓病で苦しむ患者さんの治療に少しでも貢献できればと願っています．

〈参考文献〉

1) Takii T, et al. Trends in acute myocardial infarction incidence and mortality over 30 years in Japan: Report from the MIYAGI-AMI Registry Study. Circ J. 74, 2010, 93-100.
2) Polanczyk CA, et al. Ten-year trends in hospital care for congestive heart failure: improved outcomes and increased use of resources. Arch Intern Med. 160, 2000, 325-32.
3) Baker DW, et al. Mortality trends for 23,505 Medicare patients hospitalized with heart failure in Northeast Ohio, 1991 to 1997. Am Heart J. 146, 2003, 258-64.
4) Curtis LH, et al. Early and long-term outcomes of heart failure in elderly persons, 2001-2005. Arch Intern Med. 168, 2008, 2481-8.
5) Levy D, et al. Long-term trends in the incidence of and survival with heart failure. N Engl J Med. 347, 2002, 1397-402.
6) Kaneko H, et al. Int Heart J. 2017. in press. doi : 10.1536/ihj.16-255. [Epub ahead of print]
7) Gheorghiade M, et al. Pathophysiologic targets in the early phase of acute heart failure syndromes. Am J Cardiol. 96, 2005, 11G-7G.
8) Kaneko H, et al. Prevalence and the long-term prognosis of functional mitral regurgitation in Japanese patients with symptomatic heart failure. Heart Vessels. 29, 2014, 801-7.
9) Auricchio A, et al. Correction of mitral regurgitation in nonresponders to cardiac resynchronization therapy by MitraClip improves symptoms and promotes reverse remodeling. J Am Coll Cardiol. 58, 2011, 2183-9.
10) Gheorghiade M, et al. Pathophysiologic targets in the early phase of acute heart failure syndromes. Am J Cardiol. 96, 2005, 11G-17G.
11) http://www8.cao.go.jp/kourei/whitepaper/w-2016/html/gaiyou/s1_1.html
12) Bleumink GS, et al. Quantifying the heart failure epidemic: prevalence, incidence rate, lifetime risk and prognosis of heart failure The Rotterdam Study. Eur Heart J. 25, 2004. 1614-9.
13) Kannel WB. Incidence and epidemiology of heart failure. Heart Fail Rev. 5, 2000, 167-73.
14) Okura Y, et al. Impending epidemic: future projection of heart failure in Japan to the year 2055. Circ J. 72, 2008, 489-91.
15) Kosiborod M, et al. National trends in outcomes among elderly patients with heart failure. Am J Med. 119, 2006, 616. e1-7.
16) http://www.mhlw.go.jp/toukei/saikin/hw/k-iryohi/14/dl/kekka.pdf
17) Jencks SF, et al. Rehospitalizations among patients in the Medicare fee-for-service program. N Engl J Med. 360, 2009, 1418-28.
18) http://www.j-circ.or.jp/jittai_chosa/jittai_chosa2015web.pdf
19) SEOSI Investigators. Survey on heart failure in Italian hospital cardiology units. Results of the SEOSI study. Eur Heart J. 18, 1997, 1457-64.
20) Zannad F, et al. Incidence, clinical and etiologic features, and outcomes of advanced chronic heart failure: the EPICAL Study. Epidémiologie de l'Insuffisance Cardiaque Avancée en Lorraine. J Am Coll Cardiol. 33, 1999, 734-42.
21) Kannel WB. Incidence and epidemiology of heart failure. Heart Fail Rev. 5, 2000, 167-73.
22) Shiba N, et al. Analysis of chronic heart failure registry in the Tohoku district : third year follow-up. Circ J. 68, 2004, 427-34.
23) Schofer J, et al. First-in-human transcatheter tricuspid valve repair in a patient with severely regurgitant tricuspid valve. J Am Coll Cardiol. 65, 2015, 1190-7.
24) Braun D, et al. Transcatheter Repair of Primary Tricuspid Valve Regurgitation Using the MitraClip System. JACC Cardiovasc Interv. 9, 2016, e153-4.
25) Latib A, et al. First-in-Man Implantation of a Tricuspid Annular Remodeling Device for Functional Tricuspid Regurgitation. JACC Cardiovasc Interv. 8, 2015, e211-4.

26) Stuge O, et al. Emerging opportunities for cardiac surgeons within structural heart disease. J Thorac Cardiovasc Surg. 132, 2006, 1258-61.
27) Nath J, et al. Impact of tricuspid regurgitation on long-term survival. J Am Coll Cardiol. 43, 2004, 405-9.
28) Costa MA, et al. Percutaneous ventricular restoration using the parachute device in patients with ischemic heart failure: three-year outcomes of the PARACHUTE first-in-human study. Circ Heart Fail. 7, 2014, 752-8.
29) Thomas M, et al. Percutaneous ventricular restoration (PVR) therapy using the Parachute device in 100 subjects with ischaemic dilated heart failure: one-year primary endpoint results of PARACHUTE III, a European trial. EuroIntervention. 11, 2015, 710-7.
30) Hasenfuß G, et al. A transcatheter intracardiac shunt device for heart failure with preserved ejection fraction (REDUCE LAP-HF): a multicentre, open-label, single-arm, phase 1 trial. Lancet. 387, 2016, 1298-304.
31) Hanly PJ, et al. Increased mortality associated with Cheyne-Stokes respiration in patients with congestive heart failure. Am J Respir Crit Care Med. 153, 1996, 272-6.
32) Sin DD, et al. Effects of continuous positive airway pressure on cardiovascular outcomes in heart failure patients with and without Cheyne-Stokes respiration. Circulation. 102, 2000, 61-6.
33) Brack T, et al. Daytime Cheyne-Stokes respiration in ambulatory patients with severe congestive heart failure is associated with increased mortality. Chest. 132, 2007, 1463-71.
34) Costanzo MR, et al. Transvenous neurostimulation for central sleep apnoea: a randomised controlled trial. Lancet. 388, 2016, 974-82.
35) Joseph S, et al. A novel therapeutic approach for central sleep apnea: Phrenic nerve stimulation by the remedē® System. Int J Cardiol. 206 Suppl, 2016, S28-34.
36) Abraham WT, et al. Wireless pulmonary artery haemodynamic monitoring in chronic heart failure: a randomised controlled trial. Lancet. 377, 2011, 658-66.
37) Abraham WT, et al. Sustained efficacy of pulmonary artery pressure to guide adjustment of chronic heart failure therapy: complete follow-up results from the CHAMPION randomised trial. Lancet. 387, 2016, 453-61.
38) Amir O, et al. Validation of remote dielectric sensing (ReDS™) technology for quantification of lung fluid status: Comparison to high resolution chest computed tomography in patients with and without acute heart failure. Int J Cardiol. 221, 2016, 841-6.
39) Zile MR, et al. Prediction of All-Cause Mortality Based on the Direct Measurement of Intrathoracic Impedance. Circ Heart Fail. 9, 2016, e002543.
40) Acharya D, et al. Circulatory support for shock complicating myocardial infarction. J Invasive Cardiol. 26, 2014, E109-14.
41) Slaughter MS, et al. Advanced heart failure treated with continuous-flow left ventricular assist device. N Engl J Med. 361, 2009, 2241-51.
42) Cheung AW, et al. Short-term mechanical circulatory support for recovery from acute right ventricular failure: clinical outcomes. J Heart Lung Transplant. 33, 2014, 794-9.
43) Rogers JG, et al. Intrapericardial Left Ventricular Assist Device for Advanced Heart Failure. N Engl J Med. 376, 2017, 451-60.
44) McMurray JJ, et al. Angiotensin-neprilysin inhibition versus enalapril in heart failure. N Engl J Med. 371, 2014, 993-1004.

謝辞

本書を上梓するにあたって，企画段階からご支援をいただいた株式会社メディカ出版・出路賢之介様，文章のご校正をいただいたウィルベリーズ社・松本守永様，貴重な情報提供をいただいたアボット社・有田哲也様，佐藤加津美様，ご指導いただいている Heart Center Brandenburg の Christian Butter 教授，Michael Neuß 先生，心臓カテーテル治療室の仲間たち，そしていつも私の仕事を応援してくれる家族，妻・佳代に心から感謝します．

著者略歴

金子英弘
（かねこ・ひでひろ）

1979 年　東京都目黒区生まれ
2004 年　慶應義塾大学医学部卒業
2006 年　東京都済生会中央病院初期臨床研修修了（内科系）
2010 年　慶應義塾大学大学院医学研究科卒業
2010 年　伊勢原協同病院循環器内科
2011 年　心臓血管研究所付属病院循環器内科レジデント
2014 年　ブランデンブルク心臓病センター客員研究員
　　　　　日本学術振興会海外特別研究員
2016 年　ブランデンブルク心臓病センター・ブランデンブルク医科大学
　　　　　循環器内科

医学博士・内科認定医・循環器専門医・ドイツ医師資格・Fellow of ESC

Index

欧文

ACCESS-EUレジストリー
　……………… 130, 134, 146, 153, 161
ACE阻害薬 ……………………… 45
afterload mismatch ……………… 155
Alfieri手術 ……………………… 69
Amplatzワイヤー …………… 90, 118
A/Pノブ ………………………… 78
AS ……………………………… 146
atrial kick ……………………… 154
Bicommissural view … 80, 85, 98, 108
CABG …………………………… 38
Cardioband ……………… 183, 187
Carillon ………………………… 184
Carpentier分類 ………………… 13
CDS ……………………………… 76
COAPT試験 … 76, 132, 162, 164, 171
coaptation ……………………… 16
　── depth …………………… 140
　── length …………………… 140
coronary sinus ………………… 184
CRT ………………… 44, 147, 148
DCハンドル …… 77, 79, 82, 98, 112, 115
DCファスナー
　……………… 77, 82, 97, 99, 105, 112, 115

Deployment …………… 85, 109, 111
double orifice ……………… 69, 180
ERO ……………………………… 32
EROA …………………………… 143
Establish Final Arm Angle … 85, 111
EVEREST Criteria ……………… 139
EVEREST Ⅱ試験 ………118, 130,
　136, 146, 156, 166, 172, 176, 184, 205
flail gap ………………………… 140
flail width ……………………… 140
German Consensus …………… 140
HFpEF ………………………… 224
HFrEF …………………… 45, 223
indirect annuloplasty ………… 184
Leaflet Insertion Assessment … 85, 107
Learning Curve ………………… 117
LVAD …………………………… 44
LVOT view … 80, 85, 97, 103, 105, 107
M（/L）ノブ …………… 79, 97, 99
MAC …………………………… 182
Mitralign ……………… 183, 186, 222
MitraClip …………………… 69, 76
　── NT ……………………… 108
MR再発 … 48, 121, 171, 176, 182, 190
MVP …………………………… 31
NeoChord …………………183, 190

PARACHUTE	224, 227
RAS阻害薬	45
RESHAPE-HF2試験	132, 164
RF	18
RV	18
SAPIEN 3	62, 182
SAVR	59, 146
SGC	76
SGCハンドル	76, 79, 90, 97, 99
single leaflet device attachment	119
SLDA	119
Steering	85, 97
Straddling position	84, 96
suture plication	186
TAVI	26, 59, 146
TEE	69, 83, 102, 139
tenting	89
tethering	16
TR	169, 187, 222
TRAMIレジストリー	130, 135, 146, 161
β遮断薬	45
+/−ノブ	76, 78, 90, 92, 97

あ

アクチュエーターノブ	77, 82, 85, 101, 112
アームポジショナー	77, 80, 82, 85, 101, 105, 109, 111
アルドステロン拮抗薬	45
アンジオテンシンⅡ受容体拮抗薬	45
医原性心房中隔欠損症	118

か

拡張型心筋症	13, 16, 40
冠静脈洞	184
感染性心内膜炎	116
冠動脈バイパス手術	38
冠動脈閉塞	66
器質性MR	14, 17, 31, 138
機能性MR	14, 16, 17, 22, 40, 43, 138
逆流率	18, 32
逆流量	18, 32
虚血性MR	16
虚血性心筋症	13, 40, 46
グリッパー	77, 80, 85, 101, 106, 108, 145
—— レバー	77, 80, 101, 109
クリップ	69, 71, 76, 78, 85, 88, 97, 102, 119, 131, 142, 148, 172, 175, 179
—— アーム	77, 85, 100, 103, 105, 111
クリップ・デリバリーシステム	76
経皮的僧帽弁置換術	191, 193
経カテーテル大動脈弁植込み術	26, 146
経静脈的横隔膜ペーシングデバイス	224
経食道心エコー	69, 139
経心尖部アプローチ	194
抗凝固療法	116

さ

左室補助デバイス	44
左室リモデリング	16, 40, 47
三尖弁閉鎖不全症	169, 187, 222
残存MR	109, 131, 143, 156, 171
収縮機能低下	13
重症冠動脈攣縮	66
循環器疾患診療実態調査	216
シリコーンゴムパッド	90, 92
腎機能	150
心臓再同期療法	44, 147
心タンポナーデ	118
心囊液貯留	118
心不全	50, 157
—— 心不全パンデミック	213, 227
心房細動	20

心房収縮	154	テンティング	89

な

乳頭筋機能不全	16
乳頭筋断裂	16
乳頭筋変位	13

心房中隔穿刺	69, 71, 84, 88, 90, 118
スタビライザー	77, 79, 90, 92, 96, 99
スティーラブル・ガイドカテーテル	76
スティーラブルスリーブハンドル	77
石灰化	182
僧帽弁圧較差	120
僧帽弁逸脱	13, 31
僧帽弁逆流弁口面積	143
僧帽弁狭窄症	120
僧帽弁形成術	18, 21
僧帽弁外科手術	146
僧帽弁置換術	18, 21
僧帽弁複合体	12
僧帽弁閉鎖不全症	10
僧帽弁弁尖	15
僧帽弁弁輪拡大	13, 16
僧帽弁輪石灰化	182

は

肺高血圧	20
弁尖接合	16
弁膜症	10
弁輪形成	183
弁輪石灰化	66
弁輪縫合	186

や・ら・わ

有効逆流弁口面積	18, 32
利尿薬	45
リバースリモデリング	156
リフト	83, 86
ロックレバー	77, 80, 82, 101, 109
ワルファリン	116

た

大動脈二尖弁	68
大動脈弁逆流	66
大動脈弁狭窄症	26, 146

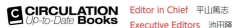

Editor in Chief　平山篤志

Executive Editors　池田隆徳　北風政史　中川義久　吉村道博

Plan Member of Editorial Board
朝倉正紀　上村史朗　神﨑秀明　桑原宏一郎　香坂 俊
小武海公明　小松 誠　高橋尚彦　野口暉夫　野田 崇
挽地 裕　宮内靖史　森野禎浩

CIRCULATION Up-to-Date Books 18
急速展開する僧帽弁閉鎖不全症治療のカッティングエッジ
―MitraClipと新たなカテーテル治療が切り開く未来像

2017年4月5日発行　第1版第1刷

著　者　　金子　英弘
発行者　　長谷川　素美
発行所　　株式会社メディカ出版
　　　　　〒532-8588
　　　　　大阪市淀川区宮原3-4-30
　　　　　ニッセイ新大阪ビル16F
　　　　　http://www.medica.co.jp/

編集担当　出路賢之介
編集協力　creative studio ウィルベリーズ
装　　幀　市川　竜
印刷・製本　株式会社廣済堂

© Hidehiro KANEKO, 2017

本書の複製権・翻訳権・翻案権・上映権・譲渡権・公衆送信権（送信可能化権を含む）は、（株）メディカ出版が保有します。

ISBN978-4-8404-6157-3　　Printed and bound in Japan

当社出版物に関する各種お問い合わせ先（受付時間：平日9：00～17：00）
●編集内容については、編集局　06-6398-5048
●ご注文・不良品（乱丁・落丁）については、お客様センター　0120-276-591
●付属のCD-ROM、DVD、ダウンロードの動作不具合などについては、
　デジタル助っ人サービス　0120-276-592